幸『孕』妈妈——

高龄
幸孕全指导

曹伟 许鼓 ◎主编

黑龙江科学技术出版社
HEILONGJIANG SCIENCE AND TECHNOLOGY PRESS

图书在版编目（CIP）数据

高龄幸孕全指导 / 曹伟，许鼓主编 . -- 哈尔滨：
黑龙江科学技术出版社，2018.5
（幸"孕"妈妈）
ISBN 978-7-5388-9586-5

Ⅰ.①高… Ⅱ.①曹… ②许… Ⅲ.①妊娠期 – 妇幼
保健 – 基本知识 Ⅳ.① R715.3

中国版本图书馆 CIP 数据核字 (2018) 第 050921 号

高 龄 幸 孕 全 指 导

GAOLING XING YUN QUAN ZHIDAO

作　　者	曹 伟 许 鼓
项目总监	薛方闻
责任编辑	宋秋颖
策　　划	深圳市金版文化发展股份有限公司
封面设计	深圳市金版文化发展股份有限公司
出　　版	黑龙江科学技术出版社
	地址：哈尔滨市南岗区公安街 70-2 号　邮编：150007
	电话：（0451）53642106　传真：（0451）53642143
	网址：www.lkcbs.cn
发　　行	全国新华书店
印　　刷	深圳市雅佳图印刷有限公司
开　　本	685 mm × 920 mm　1/16
印　　张	13
字　　数	200 千字
版　　次	2018 年 5 月第 1 版
印　　次	2018 年 5 月第 1 次印刷
书　　号	ISBN 978-7-5388-9586-5
定　　价	39.80 元

序言
PREFACE

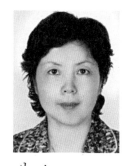

曹伟

妇产科主任医师
现任深圳市妇幼保健院产科三病
区主任

高龄孕程，舒心度过每一天

在我身边有这样一个特殊的群体：她们大都已年过三十，有一份稳定的工作，还有一个疼爱自己的老公，是令人羡慕的事业和家庭双丰收的高龄成功女性。她们在自己年轻气盛、精力充沛的时候，为了学业和工作，把生育的时间一次又一次地延后。当她们的学业、事业都小有成就，能真正腾出时间计划生宝宝时，却发现自己的身体开始唱反调了。生宝宝、做妈妈，对她们而言，已成为一种恐惧，甚至是一种奢望。看着身边一个个同学、朋友、同事都升级当了妈妈，内心除了艳羡不已，更多的是渴望至极：她们也想成为一名伟大的母亲。

作为一名孕产主治医师，我懂得高龄女性的恐惧和无奈。随着年龄的增长，她们的身体状况和生育能力都大为下降，不仅受孕难度大；即使成功怀上宝宝，与年轻孕妇相比，她们也更容易遇到各种缠人的妊娠并发症，如妊娠高血压、妊娠糖尿病等，便秘、水肿、疲劳等孕期综合征也会更加明显。另外，高龄准妈妈的产程也比年轻产妇的长，生下畸形胎儿的概率也很大，产后恢复时间也大大增加……

种种情况都让高龄准妈妈更加紧张和焦虑。

当我遇到这类女性时，我更多的是理解她们，为了学业、事业、生活，她们牺牲了自己的最佳生育时机，她们不是不想生孩子，而是有许多无奈。她们和大多数年轻的准妈妈一样，也对宝宝充满憧憬和喜爱。此外，高龄准妈妈具有年轻准妈妈无法比拟的优势：她们往往经历过生活和职场的磨砺，阅历丰富，性情成熟，经济条件稳定，能合理安排工作和生活，最重要的是她们已做好充分的备孕工作和心理准备。

一个健康宝宝的诞生，不仅需要孕产妇有强健的体格，充分的准备和调养也是必不可少的。高龄女性如果能通过周密的孕前检查与身心准备，孕期的细心照料与生活调养，产后的悉心呵护与身体锻炼，再加上自身优势的助阵，生下一个健康宝宝并非难事。

本书充分考虑高龄女性身体功能的特殊性，以自我调养、密切监护为宗旨，为高龄准妈妈安排了一整套孕产知识和技巧，从产前体检、最佳受孕时机、健身计划、营养补充计划、工作与生活注意事项，到孕期不同阶段准妈妈和胎宝宝的身体变化、日常饮食及生活注意事项、胎教指导，再到产后月子期间的身体检查、产褥体操、自我护理及新生儿护理，让高龄准妈妈的孕产全过程都得到最优、最全面的监护和调理，顺利诞下一个健康的宝宝。此外，怀孕不同时期的体检项目和胎儿的健康监测及各种妊娠并发症、分娩期并发症及其他不适症状，书中都将详细介绍并给予最佳的处理方法。

在本书的编写过程中，我和几位医学、育婴专家共同探讨，用朴实、简单的文字，清晰、真实的彩图，给予高龄准妈妈最科学、最严谨、最全面、最温馨的孕产护理要点，希望每位高龄准妈妈都能成功受孕，安全、舒心地度过孕程的每一天，并生下一个健康、可爱的乖宝宝。

当然，本书很可能存有疏漏或不足之处，敬请各位专家及读者多多批评指正，让这本书更加完善、充实、科学。

目录
CONTENTS

Part 01 35+轻松怀孕的周密准备

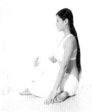

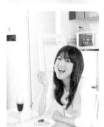

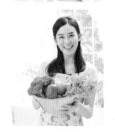

Part02

幸福又辛苦的孕早期（1~16周）

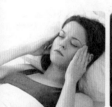
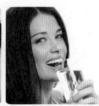
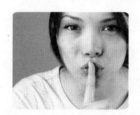

Part03 轻松愉快的孕中期（17~28周）

P_{art}04 疲劳但期待的孕晚期(29~40周)

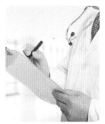

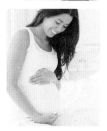

Part05 孕产及产后监护全指导

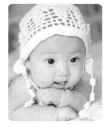

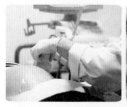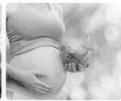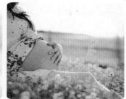

Part 06 对"痛"下药，精心呵护准妈妈

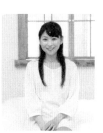

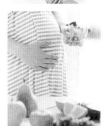

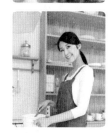

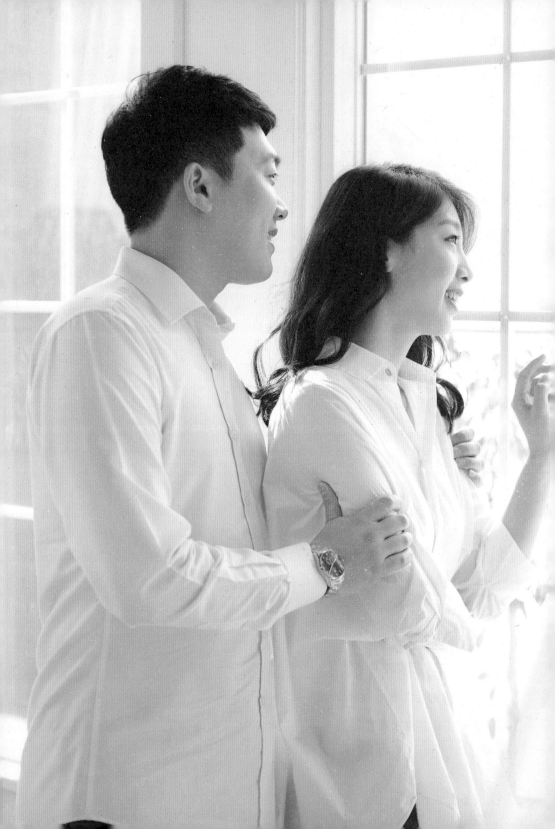

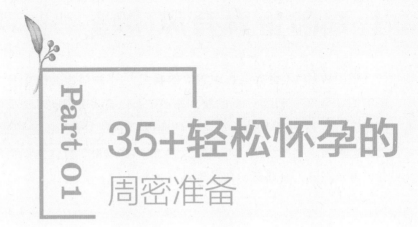

Part 01

35+轻松怀孕的
周密准备

　　一般来说，女性最佳生育年龄为25~30岁，超过35岁，则属高龄孕产妇范畴，受孕概率低，发生妊娠并发症的概率高。但由于环境的污染、生活压力大等因素，高龄孕产妇所面临的风险已趋年轻化。

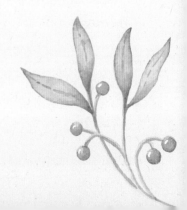

1.高龄生育有风险吗

按照WHO（世界卫生组织）的规定，35岁以上初次生育的妇女均为高龄产妇。但35岁只是一个标准，并不是女性真实生理状况的反映。随着年龄的增长，女性的受孕、分娩能力就会逐渐下降。但并不是说女性过了35岁就会突然出现某些疾病，而是指女性在35岁以后，身体内部悄然发生很多变化，导致妊娠、分娩时的危险性逐年增高。

随着产妇年龄的增大，通过诱导生产的产妇数量不断上升。35岁或以上的产妇，常常伴有产力不足、胎儿窘迫，需要使用硬膜外麻醉、产钳或胎头吸引以帮助生产。所有的研究都表明，随着产妇年龄的增长，剖宫产率也随之上升。

高龄对生育的影响

高龄对生育的影响主要体现在以下四个方面：

* 婴儿先天畸形的概率大

胚胎在妈妈的子宫里发育至3个月时，就有了卵巢，女婴出生时，卵巢中有10万~200万个初级卵母细胞，此后不再产生新的卵细胞。随着女性年龄的增长，不断有卵母细胞退化，到了青春期后仅有300~400个卵母细胞逐个发育成为成熟的卵细胞。当一个35岁以上的女性受孕时，她的卵子已经在卵巢内度过了35个春秋，其间有可能受到各种致病微生物、有害物质、放射性元素的危害，因此这样的卵子受孕后形成的胎儿先天畸形的概率比较大。

* 妊娠并发症多

高龄女性怀孕后，发生妊娠并发症的概率增加。数据表明，年龄不小于35岁的孕妇比年龄20~29岁的孕妇产前并发有慢性高血压、子痫前期、妊娠糖尿病的发病率明显升高，胎儿窘迫、宫内生长受限、产时窒息的发生率明显增加。这些危险因素常导致妊娠被提前终止，致使部分患者不宜经过阴道分娩，而在分娩发动前进行选择性剖宫产。

* 难以受孕

很多30岁以上的女性在进行了充分的孕前准备后，开始了自己的妊娠计划，但是无论怎么努力，都无法孕育出期盼中的新生命。造成不孕的原因除了某些疾病以外，年龄本身也是重要原因之一。

造成高龄女性受孕困难的身体原因主要有三点：

①卵子质量随着年龄的增长而有所下降；

②子宫内膜容受性随着年龄的增长逐渐变差；

③卵巢的存储能力随着年龄的增长逐渐下降。

至于这三点哪个才是导致高龄女性受孕率下降的关键原因，目前还没有定论。但是，经医学研究发现，平时注重阴部护理和保健、注重阴道生殖系统健康的女性更容易受孕。因此，对于计划怀孕的高龄女性来说，注重阴部护理和保持阴道健康对提升受孕率是非常重要的。

● 产程延长，分娩困难

高龄准妈妈骨盆和韧带功能退化、软产道组织弹性减弱，随着年龄的增加，其子宫的收缩功能也逐渐降低，同时宫颈组织弹性变差，会阴延展性也降低，这些改变导致高龄，特别是40岁以上产妇分娩时发生宫缩乏力、第二产程延长的概率增加，医疗干预率上升，新生儿窒息、围产儿病率和死亡率明显增加。

高龄准妈妈也有优势

尽管高龄对生育有诸多不良影响，但高龄准妈妈也有着适龄准妈妈不具备的许多优势。

第一，35岁以上的准妈妈个性稳定，可以很理性地关注自己和孩子，能够合理地照顾孩子的生活起居，甚至能把工作和生活很好地结合起来。

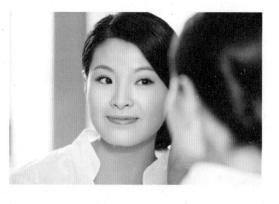

第二，平均看来，35岁以后怀孕的女性多半已结婚5年以上，家庭关系稳定，伴侣也在而立或不惑之年，更加渴望有孩子的家庭生活。

第三，晚育的夫妻有足够的时间和空间投入到社会生活当中，这使得他们的家庭经济条件相对较好，从而为育儿做好了充分的物质准备。

也就是说，虽然高龄准妈妈的身体功能比不上适龄准妈妈，但高龄准妈妈的生活经历、社会经验、稳定的经济情况，也是适龄家庭所比不上的。因此，高龄准爸爸和高龄准妈妈一定不要有畏惧心理，而是应该放松心情，时刻充满着孕育健康宝贝的自信。

2. 高龄准妈妈的孕前注意事项

为了让小宝宝健康顺利地来到你的生活当中，高龄准妈妈不妨多给自己一点时间来准备。在妊娠的最初几周，也许你并不知情，但这段时间却是胎儿最容易受到影响的时候。因此，孕前做好全面准备会给妊娠带来好的开始，而理想的准备时间是怀孕前12个月（至少3个月）。

❋ 提前1年记录体温变化，根据体温的变化周期，准妈妈可以更好地掌握自己的排卵规律。

❋ 提前1年做一次全面的身体检查。了解自己的身体状况，有无妇科疾病、性传播疾病、口腔疾病，还要检查血常规、尿常规、肝功能、血压是否正常。如果家里养有宠物，最好进行特殊病原体的检查，并把宠物送往亲友家寄养。

❋ 孕前9~10个月，注射乙肝疫苗。乙肝疫苗要分3次注射，第2针在第1针之后的1个月时注射，第3针在1针之后的6个月时注射。

❋ 提前10个月，戒烟戒酒，并戒咖啡、软饮料等对身体有刺激的饮食。

❋ 孕前5~7个月，注射风疹疫苗。如果在孕期感染了风疹病毒，很可能导致胎儿畸形，所以建议风疹疫苗最迟在孕前3个月注射，这样才能保证怀孕的时候体内风疹疫苗病毒完全消失，不会对胎儿造成不利影响。为了保险起见，建议提前8个月注射风疹疫苗，并在2个月后确认体内是否产生了抗体。

❋ 提前6个月，停止服用有致畸作用的药物，使身体有足够的时间代谢掉这些有害物质。如果你患有慢性病，长时间服用某种药物，在停药前要征得医生的同意。

❋ 提前6个月，调整自己的食谱，为受孕做好营养储备。

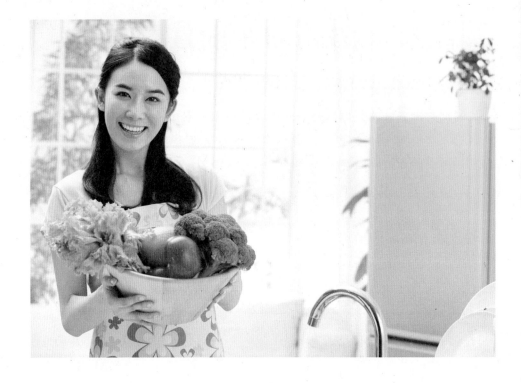

* 提前6个月，给自己制订一个锻炼计划。

* 提前6个月看牙医。牙齿不仅影响准妈妈的健康，严重地还会导致胎儿发育畸形，甚至引起流产或早产。

* 提前5个月监测抗体。检查一下注射乙肝和风疹疫苗后，体内是否有抗体产生。如果没有应该补种。

* 提前3个月，补充维生素，尤其是叶酸。提前补充叶酸，可以预防胎儿发生神经管畸形。

* 提前3个月停服避孕药。改变一下避孕方式，让自己体内的分泌环境恢复正常，这样会对受孕有帮助。

* 提前1个月，放松心情。尽量不安排出差、加班或熬夜，尽量远离电脑，回忆一下与伴侣的相爱历程。

3. 高龄准妈妈
调理身体很必要

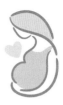

　　现代女性的社会角色越来越丰富，社会地位也越来越高，在更大程度地体现自我价值的同时，也透支着自己的健康。还会因为快节奏的生活和过大的工作压力，导致心情不够放松，持续处于紧张状态，有时还会陷入烦闷和急躁的状态中无法解脱。这些都是影响即将到来的宝宝的不利因素。

　　高龄女性不易受孕，且易发生流产。从中医角度来看，这是肾气衰弱、气血不足所导致的，所以高龄女性在怀孕前调经理带、孕后安胎调养，都是必不可少的。而且，高龄女性多肝血不足，易导致气血不调，致使受孕概率降低，加上盼子心切、烦躁焦虑、肝郁不舒等因素，更加不容易受孕。

　　因此，对于高龄女性来说，如果准备怀孕，应提前让自己的生活、工作节奏适当地慢下来，减少工作上和生活上的应酬，早点儿休息，多点儿放松，使自己进入良好的备孕状态。如果感觉身体不适，应及早就医咨询。高龄女性在孕前多花点儿时间和精力为自己进行全面的身体调养是很有必要的。

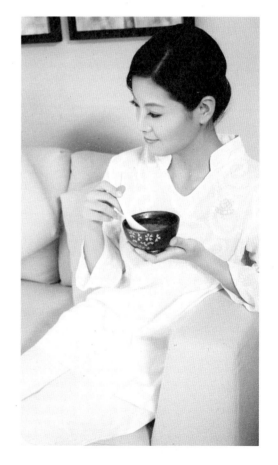

4.高龄备孕夫妻的 孕前体检清单

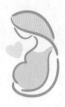

很多备孕夫妻以为，做好孕期检查就已经万无一失了，如今，这种观点已经落伍啦！优生的检查已经被提到了孕前。备孕夫妻在确定要宝宝之后，都应该去医院做一次全面的孕前身体健康体检。下面，就一起来看看备孕夫妻在孕前要做的体检项目吧！

夫妻孕前检查项目表

检查项目	检查对象	检查目的	检查方法
ABO溶血	血型为O型的女性，丈夫为A型、B型，或者有不明原因的流产史的夫妻	避免宝宝发生溶血症	静脉抽血化验
精液检查	备孕男性	了解备孕男性精子的数量、活力、存活力、是否畸形等，并可辅助诊断男性生殖系统疾病	精液化验

检查项目	检查对象	检查目的	检查方法
外阴部检查	备孕女性	观察外阴部是否有炎症、伤痕，阴道前后是否膨出，是否有子宫脱垂或尿失禁现象	直接观察法
宫颈检查	备孕女性	检查女性宫颈是否异常，宫颈糜烂程度	宫颈涂片或者阴道镜
子宫附件检查	备孕女性	检查是否患有子宫肌瘤、盆腔炎或囊肿等	妇科B超
白带常规检查	备孕女性	检查白带是否异常，以便进一步确诊是否患有阴道炎、宫颈炎等疾病	取阴道内白带做检查
TORCH	备孕女性	检查弓形虫、巨细胞病毒、风疹。怀孕后准妈妈感染风疹病毒的概率很高，一旦感染，会导致流产和胎儿畸形	静脉抽血化验
染色体检查	备孕女性	检查遗传性疾病，避免将疾病遗传给下一代	静脉抽血化验
肝功能	自身为肝炎患者的备孕女性	检查肝炎的程度是否会对怀孕后的胎儿造成影响，肝炎病毒是否会直接传染给宝宝等	静脉抽血化验
尿常规	备孕女性	对备孕女性的尿道系统加以检查，能够尽早了解是否有异常	尿液化验
内分泌	备孕女性	诊断是否患有月经不调等卵巢疾病	静脉抽血化验
口腔检查	备孕女性	检查牙齿是否健康，以便尽早治疗	看牙医

以上的孕前检查项目都十分简单，几乎所有医院妇产科都可以做，只要花费半天时间就可以完成，适合于每对备孕夫妻。还有一些特殊的其他检查，高龄准父母可以依据自身的情况向医生咨询是否需要做。

5. 高龄备孕夫妻 要进行遗传咨询

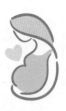

小宝宝长得像爸爸、妈妈，或者像爷爷奶奶、外公外婆，这就是遗传的作用。同样，遗传性疾病也会代代相传。因此，为了孕育一个健康的宝宝，具有以下情况之一的高龄准父母一定要进行遗传咨询。

* 高龄准妈妈：准妈妈35岁及以上，同时丈夫年龄40岁及以上者更应咨询；

* 有遗传病家族史的准妈妈；

* 智力低下的准妈妈或其家族中有智力低下者；

* 先天畸形的准妈妈；

* 多次自然流产的准妈妈；

* 有死胎、畸形分娩史的准妈妈；

* 不孕不育症患者；

* 需要做亲权关系鉴定的准妈妈；

* 孕期（尤其是孕早期）接触过可能致畸物的准妈妈，包括已公认有致畸性及怀疑有致畸性的药物及物理、化学等物质；

* 三代以内近亲结婚的准妈妈。

6.孕前别忘记 进行口腔检查

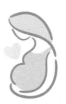

孕前口腔检查，是备孕女性不可忽略的一件事。孕前去医院看看牙，保证牙齿的健康，也是女性安全度过孕期的前提之一。一般来说，女性孕前应进行下列口腔检查：

蛀牙

孕期生理的改变、会加重蛀牙病情的发展。一旦发生急性牙髓炎或根尖周炎，不但会给准妈妈带来极大的痛苦，而且服药不慎还会给胎儿带来不利影响。

阻生智齿

由于智齿多在18岁以后萌出，且智齿冠周炎又最容易发生在20~35岁，这个年龄段刚好是大多数女性怀孕的时间，因此要想在孕期预防此病的发生，应在孕前将口腔中阻生智齿拔除。

牙龈炎和牙周炎

女性在怀孕后，体内的雌激素水平明显上升，这会导致女性牙龈中血管增生，血管的通透性增强，易引发牙龈炎，即"妊娠期龈炎"。

女性在孕前患有中、重度的牙周炎，若不治愈，怀孕后生出早产儿和低体重儿的概率也会大大增高。因此，女性在孕前一定要做好牙龈炎和牙周炎的检查和系统治疗。

7. 习惯性流产
要做详细检查

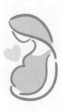

习惯性流产是指自然流产连续3次以上，而且每次流产几乎都发生在同一妊娠月份。

引起习惯性流产的原因有很多，目前已经证实在妊娠早期发生习惯性流产的孕妇，60%以上是由于夫妻一方存在遗传基因缺陷，或受外界不良环境（如放射线、药物等）影响而导致胚胎染色体异常。此外，习惯性早期流产的原因还有黄体功能不全、甲状腺功能减退、子宫畸形、子宫腔粘连、子宫肌瘤等等。

习惯性晚期流产最常见的原因是由先天性发育异常、分娩、刮宫或宫颈手术造成的子宫颈内口松弛。梅毒感染也会导致习惯性晚期流产。

有习惯性流产的女性，尤其是高龄女性，应与丈夫一起到医院进行详细的检查，找出病因，然后针对病因进行治疗。归纳起来，可进行以下几方面的检查：

* 全身性检查。明确是否患有糖尿病、贫血、甲状腺功能减退、慢性肾炎、高血压等疾病。

* 染色体检查。夫妻任何一方染色体异常都可能引起自然性流产。目前对染色体异常尚无特殊的治疗方法，所以这类夫妻最好避免妊娠。如果一定要生育，就必须在妊娠4~5个月的时候到医院做羊水穿刺，检查胎儿脱落细胞有无染色体异常，也可以采用B超检查。一旦发现异常，应立即终止妊娠，避免生出畸形胎儿。

* 妇科检查。明确是否因子宫畸形、子宫肌瘤、子宫粘连等引起的自然流产。

* 男性精液常规检查。观察精子的数目和活力。

* 血型检查。看夫妻双方的血型是否存在ABO、RH系统内的血型不合。

8. 这些疾病 要在孕前治疗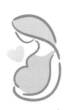

高龄女性如果患有以下疾病，建议还是等治愈后再怀孕，以免在妊娠过程中给准妈妈和胎儿带来危险隐患。

贫血

如果平时有眩晕，或站起来头晕、头痛、呼吸困难等症状的话，在决定怀孕之前，一定要进行血液检查。检查后，如果确认患有贫血症，应先治愈再考虑怀孕。但轻度贫血不属于病理范围，只需要在日常生活和饮食中稍加注意，一般很快就能消除。

糖尿病

如果有糖尿病家族史，怀孕前应到内科诊断。糖尿病属于遗传性比较强的疾病，即使母体在怀孕前没有表现出病症，但实际上，婴儿在出生时就已经携带了糖尿病的发病基因。而且，准妈妈患有糖尿病，容易引发流产、早产、妊娠中毒症、羊水过多和胎儿巨大症等。

高血压

如果平时有过剧烈头痛、肩酸、失眠、眩晕、水肿等症状，在怀孕前一定要到医院测量血压。检查后，血压偏高的女性要注意平时的饮食、起居，加强体育锻炼，最好能在怀孕前保持正常的血压。

肺结核

患过肺结核的女性，怀孕后容易复发。因此，肺结核痊愈的女性怀孕前最好到医院复查原病灶有没有复发倾向，然后听从医生的诊断来决定是否可以生育。

慢性肾炎

孕前患有慢性肾炎的女性，一旦怀孕，会使肾脏功能进一步恶化，造成胎盘血液循环发生变化，供养不足，胎儿发育也会受到很大影响。此外，产后母体也会留下后遗症。因此，慢性肾炎患者最好不要怀孕，或应在医生指导下妊娠。

病毒性肝炎

如果平时有浑身无力、右侧腹疼痛、发热，甚至出现黄疸等症状，应尽早到医院接受诊断，确认是否患有肝炎。肝炎病毒可以通过胎盘感染胎儿，诱发流产、早产、死产和胎儿畸形。即使侥幸生出胎儿，如果新生儿是肝炎患者，死亡的可能性依然非常大。因此，肝炎病患者应积极配合治疗，待肝功能恢复正常后才可怀孕。

心脏病

如果平时有呼吸困难、身体易疲倦、心悸等症状，怀孕前应做心脏检查，因为怀孕会增加心脏负担。如果是心脏病患者，怀孕后病情会加重，由于心脏承受不了供血负担，容易引发流产、早产，而且心脏病还是妊娠中毒症的起因。此外，妊娠并发心脏病也是产科严重的并发症之一，发病率为1%~3%。在我国孕产妇死亡病例中，妊娠并发心脏病高居第二位。

不过，现在心脏病的诊断和治疗水平不断提高，大多数女心脏病患者都能安全地分娩出健康的宝宝。同时分娩也不会对心脏的功能产生长期的影响，并不会减少预期的寿命。但是患心脏病的准妈妈在怀孕期间和分娩过程中所面临的风险，要比一般准妈妈高得多，孕期花费也比较多。

梅毒

梅毒可经胎盘侵入胎儿体内造成流产、早产、死产、胎儿畸形和导致新生儿脑膜炎。怀孕前一定要进行这项血液检查，千万不要怀有侥幸心理。被确诊为梅毒的患者，一定要痊愈后才可考虑怀孕。

阴道炎

如果平时有阴部发痒、阴道分泌物为豆腐渣状、阴道口周围发红且类似湿疹的症状时，要去妇科检查是否为真菌性阴道炎。阴道炎患者最好是先治愈再生育，否则会影响疾病的治疗，也会影响怀孕。而且分娩时可能在产道感染胎儿，引起新生儿患鹅口疮。

子宫肌瘤

患有子宫肌瘤的孕妇本身没有什么特别的感觉，大多数也能正常分娩。但是，由于黏膜下肌瘤妨碍受精卵着床，可能会引起反复流产，应先进行手术，把肌瘤摘除后再考虑怀孕比较好。

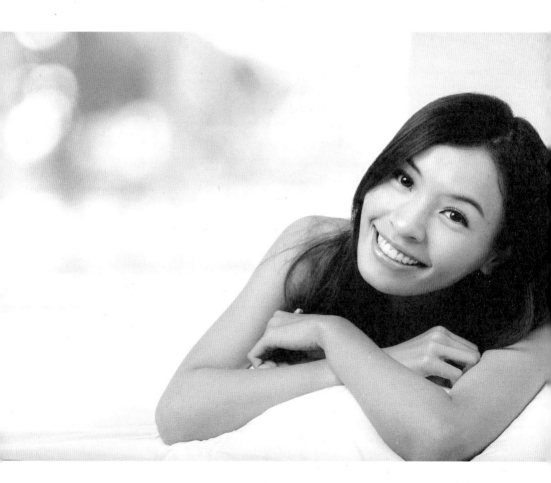

9. 不可忽视的 TORCH检查

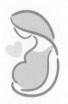

　　备孕夫妻只有在孕前将一切风险降到最低，将一切疾病扼杀在"摇篮"之中，才能保证生下健康的宝宝。除了要提前看牙、注射疫苗外，还需要做好TORCH检查。

　　TORCH检查的中文名为"优生项目检查"，又名"优生五项""致畸五项"。1971年，美国学者经研究，将引起孕妇子宫内胚胎感染而导致流产、发育异常，以及先天性畸形的病原体英文名词的首字母组合在一起，便有了TORCH一词。

　　TORCH是一组病原体，T是弓形虫的字头（Toxoplasma gondii），O是其他病原体（Others），R是风疹病毒（Rubellavirus），C是巨细胞病毒（Cytomegalo virus），H是疱疹病毒（Herpes virus）。备孕女性在孕前应进行TORCH检查，以确认自己的免疫状态良好，做到明明白白怀孕、安安全全优生。

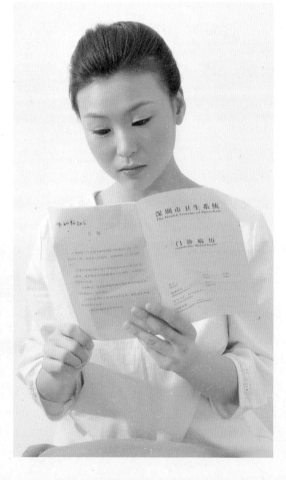

🐾 TORCH的危害

TORCH的英文含义是"火炬"，意在引起人们对母婴传播疾病的重视。那么，TORCH 对怀孕究竟有什么样的危害呢？一起来看看吧！

● **弓形虫（T）**：备孕女性感染了弓形虫后，自身的症状一般较为轻微，但可通过胎盘将弓形虫传播给胎儿，给胎儿的健康带来不利影响。感染发生在孕前期，多会引起流产、死产或生下没有生活能力及发育有缺陷的宝宝；感染发生在孕中期，多会出现早产、死胎或产下有严重的脑、眼疾病的宝宝；感染发生在孕晚期，胎儿发育正常，但会出现早产或宝宝出生后有不良症状。

● **其他病原体（O）**：这类病毒主要是通过性传播引发女性尿道炎、膀胱炎、宫颈炎、子宫内膜炎等，导致流产、早产、胎膜早破、宫内发育迟缓等，严重的话，还会导致女性不孕。

● **风疹病毒（R）**：我国绝大多数女性都感染过风疹病毒，且具有一定的免疫力。即便如此，备孕女性仍要在孕前6个月注射风疹疫苗，因为妊娠期间准妈妈感染风疹病毒，会导致流产、胎儿畸形甚至死胎。其感染的严重程度取决于感染的时间，若在妊娠前8周感染，会导致流产率达20％；若是在妊娠12周感染，则会导致胎儿受到感染并引发严重的后遗症，如心脏缺陷、糖尿病、神经性耳聋等。

● **巨细胞病毒（C）**：巨细胞病毒的感染和女性的日常生活有关，如接触过猫、狗等宠物，进食半熟的鱼肉等，曾经输过血或进行过器官移植，有过低热经历，皮肤长期出现红斑、皮疹等。女性感染这些病毒后，大多无典型症状，但这些病毒会直接传播给胎儿，给胎儿的健康带来严重危害，严重者可导致宫内死胎或新生儿死亡。

● **单纯疱疹病毒（H）**：单纯疱疹病毒的感染较为常见，感染途径主要是通过分泌物和与易感染的人密切接触。准妈妈在妊娠期间感染了单纯疱疹病毒，可引起胎儿先天性感染，严重的话还会导致胎儿死亡。新生儿感染单纯疱疹病毒后，可能会引起中枢神经系统感染和内脏感染。

如何看懂TORCH血清学检验报告单

孕前做TORCH检查可以了解备孕女性在孕前对弓形虫、风疹病毒、巨细胞病毒、单纯疱疹病毒等病毒的免疫情况，并根据结果推算孕后胎儿发生功能感染、发育异常乃至先天性畸形的概率，从而给备孕女性更好的孕前及孕期指导，尽量减少可避免的一些严重后果，最大可能地让备孕女性生出健康的宝宝。

目前，医院主要采用酶联免疫法测定血清抗体的方法来诊断备孕女性是否感染了这五种病毒。那么，如何看懂TORCH血清学检验报告单，清楚地知道自己的检测结果呢？

下面就告诉你一个小妙招。

TORCH筛选包括IgG（以往感染TORCH的情况）和IgM（近1~2个月感染TORCH的情况）两种抗体。

一般来说，如果IgG呈阳性，则表示备孕女性过去被感染过，目前对胎儿不会造成太大影响。如果IgM呈阳性，则表示备孕女性近1~2个月被感染，可能会导致胎儿畸形。在我国育龄妇女中，大部分女性的风疹病毒和巨细胞病毒IgG为阳性。所以有的备孕女性一看到报告单上有"阳性"二字，就会紧张害怕，现在你了解了这些知识就可以避免不必要的担心了！

10.高龄准妈妈的 孕前免疫计划

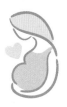

对于某些传染性疾病，最直接、最有效的方法就是注射疫苗。目前，我国还没有专门为女性设计的怀孕免疫计划，但专家建议备孕女性在孕前最好能注射以下几种疫苗：

乙肝疫苗——孕前9~10个月注射

乙型肝炎的重要传播途径之一便是母婴传播。一旦传染给宝宝，宝宝就会发展成为慢性乙肝病毒携带者。因此，备孕女性提前注射乙肝疫苗十分重要。

* 注射时间：备孕女性最好从孕前9~10个月开始注射乙肝疫苗，即从第一针算起，在此后1个月注射第二针，在此后6个月注射第三针。

* 免疫效果：免疫率可达95%，免疫有效期在7年以上。

* 幸"孕"提示：注射此种疫苗前应先做乙肝两对半检查。若无抗体则此种疫苗需注射3次才有效。乙肝疫苗不是活疫苗，孕期也可以用。

风疹疫苗——孕前5~7个月注射

风疹病毒通过呼吸道传播，如果女性在怀孕的时候感染风疹病毒，有1/4的准妈妈早孕期间会出现先兆流产、流产、死胎等严重后果。

* 注射时间：一般来说，备孕女性在孕前3个月注射风疹疫苗即可。但是，为了保险起见，建议备孕女性还是将风疹疫苗的注射时间提前到孕前5~7个月为好，这样可以给自己留下充足的时间。

* 免疫效果：疫苗注射的有效率约为98%，可达到终身免疫。

* 幸"孕"提示：注射之前，先去医院抽血检验，看看自己是否已经有抗体；若有，则不用注射。

🐾 水痘疫苗——至少在孕前3个月注射

准妈妈在妊娠的不同时期感染水痘，会给自身和胎儿带来不同的危害。准妈妈在孕早期感染水痘，可导致胎儿患先天性水痘或新生儿水痘；在孕晚期感染水痘，可能导致准妈妈患严重的肺炎，甚至威胁到准妈妈的生命。

　● 注射时间：建议没有接种水痘疫苗的备孕女性至少要在孕前3个月接种水痘疫苗。

　● 免疫效果：终身免疫。

　● 幸"孕"提示：注射之前先去医院抽血检验，看看自己是否已经有抗体，若有，则不用注射。如接种后不久就发现怀孕，要请医生进行密切的产检追踪观察，确保没有问题。

🐾 甲肝疫苗——至少在孕前3个月注射

甲肝病毒可以通过饮食、水源进行传播，而准妈妈在妊娠期由于内分泌的改变和营养需求量的增加，导致肝脏负担加重，对病毒的抵抗能力减弱，极易受到感染。

　● 注射时间：建议经常出差或常在外就餐的女性至少要在孕前3个月接种甲肝疫苗。

　● 免疫效果：免疫时效可达20~30年。

🐾 流感疫苗——孕前3个月注射

如果准备怀孕的前3个月刚好是在流感疫苗注射期，则可以考虑注射流感疫苗。注意，如果备孕女性对鸡蛋过敏，则不宜注射此疫苗。

　● 注射时间：南方地区为每年11月底或12月初，北方地区为每年10月底或11月初。

　● 免疫效果：免疫时效可达1年左右，但因为每期流感的病原菌类型不同，也不能单单靠打1次流感疫苗来预防所有流感。平时要多运动，注意劳逸结合，注意饮食等。

11. 运动好处多多

忙碌的工作使现代人经常忽略了自身的锻炼，也许有些人偶尔心血来潮会跑到健身房锻炼几次，但很少有人能够长期坚持。但是，一旦决定要宝宝，为了宝宝更加健康，备孕夫妻就一起锻炼身体吧。因为，孕前适当运动不仅可以使备孕夫妻精力充沛，还可以减轻压力、改善心情，这样更有利于生出健康的宝宝。

孕前锻炼带来的好处

增强夫妻双方性欲。运动可以提高备孕夫妻的性欲及对性的敏感度，从性生活中得到更多乐趣，为更好地受孕提供有利保证。

孕育最佳精子和卵子。备孕夫妻通过体育锻炼让身体保持最佳状态，才能够提供最佳精子和卵子，为孕育宝宝提供较好的遗传素质。

有益于受孕和分娩。孕前适当的运动可以让备孕女性的全身及腰背部、盆底部肌肉均匀协调地发展，维持子宫的正常位置，对受孕和分娩都十分有利；运动还可以让备孕女性的心脏功能变得更强，使血液输送氧气和养分的能力得到提高，可以避免胎儿在子宫内缺氧，也可以有效防止分娩时发生意外情况。

制订身体锻炼计划

在进行孕前锻炼前，备孕夫妻最好花点儿时间来为自己做个全身运动计划。

一套健康的运动计划构成要素

根据美国运动医学会研究，一套健康的运动程序包括以下三个方面：

有氧运动。有氧运动，是指人体在氧气充分供应的情况下进行的体育锻炼，即在运动过程中，人体吸入的氧气和人体的需求相符合，能够达到生理上的平衡状态。适合备孕夫妻的有氧运动项目有快走、慢跑、步行、游泳、骑自行车（备孕男性不适合做）、太极拳等。

相较于其他运动，有氧运动强度低、有节奏、持续时间长，比较适合备孕夫妻。但应该注意的一点是，有氧运动只有持续30分钟以上才会有效果，建议备孕夫妻每天进行20~60分钟的有氧运动。

另外，备孕夫妻在做有氧运动前应先热身，以免运动太剧烈而出现抽筋等情况。建议备孕夫妻在做有氧运动前先做一些伸展运动，运动结束后也不要急着坐下休息，最好再重复做伸展运动，让身体逐渐放松，这样对身体健康更为有利。

肌肉锻炼。一周2~3天做肌肉加强训练，如力量器材训练。建议备孕夫妻去健身房由健身教练指导训练。

柔韧性练习。一周2~3天柔韧性练习，比如瑜伽运动、日常的伸展等。

◆ 制订一周的运动计划

接下来，就一起来看看我们据此而制订的全身运动计划表吧，备孕夫妻可以按照这个表格来做，也可以根据自己的情况来制订适合自己的运动计划表。

全身运动计划表

时间	运动项目	运动时间
星期一	打球	20~60分钟
星期二	力量器材训练	根据健身教练的安排而定
星期三	游泳	20~60分钟
星期四	打球	20~60分钟
星期五	瑜伽或太极	根据健身教练的安排而定
星期六	爬山或骑车（骑车不适合备孕男性）	自行决定
星期日	散步	自行决定

看到要做这么多的运动，有些不爱运动的备孕女性心里打起了退堂鼓。在这里要提醒备孕女性的是，千万别放弃，自己的一点努力就会让宝宝健康幸福一生。

幸"孕"提示：建议那些不爱运动的备孕夫妻循序渐进地增加运动量，先从一些轻松的活动开始，如每天散步15分钟左右，或者在日常起居中适当地增加一些运动量，如坐一两个小时就站起来走走，下班回家时提前一站下车步行回家。

12. 运动助力性功能

研究表明，备孕女性在性高潮时受孕有助于孕育出高智商的宝宝，可见完美的性爱是孕育健康宝宝的前提之一。而适当的运动，可以增强夫妻双方的性功能。

增强男性性功能的三项运动

备孕男性在孕前常做俯卧撑、提肛运动、仰卧起坐这三项运动，可以增强下体周围肌肉的张力、收缩功能，并使局部血液循环扩张、充血能力得到增强，让下体血液更加充盈，从而有助于增强男性性功能。

阴道紧实锻炼法，让性爱体验更完美

有些备孕女性认为自己的阴道比较松弛，难以给自己和丈夫带来最佳性爱体验。下面介绍几种阴道紧实锻炼法，备孕女性可以经常练习，让自己的性爱体验更加完美。

屏住小便。备孕女性在小便过程中，若能有意识地屏住小便几秒钟再排尿，然后再屏住小便几秒钟，稍后再继续排尿，如此反复锻炼，经过一段时间，阴道周围肌肉的张力就能得到很好的锻炼。

提肛运动。备孕女性可经常做提肛运动，即在有便意时屏住大便，如此反复，能使盆腔肌肉得到很好的锻炼。

卧式锻炼。备孕女性靠床沿仰卧，臀部放在床沿，双腿拉直伸出悬空。双手把住床沿，双腿并拢，慢慢向上抬起，使其渐渐靠向上身，双膝伸直。当双腿举直在身体的上方时，用双手扶住双腿，使之靠向腹部，双膝保持伸直。之后，再慢慢放下，双腿恢复初始姿势。如此反复六次，每天锻炼一次。长期练习可让备孕女性的阴道变得更有弹性。

13.高龄准妈妈的 "孕"动，以静为宜

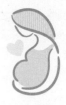

　　有些备孕夫妻存在着这样的误解：以为身体越强壮，受孕之后，所生出的宝宝就越强壮，其实并非如此。

　　备孕夫妻在剧烈运动时，血液主要供应于四肢，这样胃肠血液供应就会不足，导致胃肠功能减弱，胃部对于水的吸收能力降低，水渗到细胞和细胞间质中，使胃的内容物增多，加上跑步时会上下跳动，易使胃部受到震动从而引起胃部的不适和消化不良。

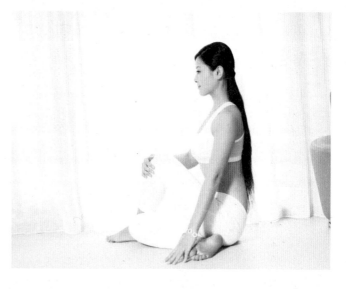

　　另外，过量运动反而会降低备孕男性的精子浓度和活力，严重的话还会引起不育。

　　因此，在准备要宝宝前3~6个月，备孕夫妻最好避免经常进行足球、篮球、登山、长跑等剧烈活动，最好以静功为主，如多练习太极拳、瑜伽等，当然这也是因人而异。

14.高龄准妈妈孕前 补充营养很重要

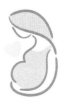

生一个活泼健康的宝宝是每一对夫妻的愿望。要想实现这个愿望，夫妻双方从孕前就要开始注意调节饮食，做好孕前营养准备。

良好的体质是胎宝宝健康成长的基础

在孕前，夫妻双方都要具备良好的营养状况、拥有健康的体质，才能产生高质量的精子和卵子，为受精卵的良好发育打下基础。同时，在人生的各个时期中，没有哪个阶段像胎儿这样依赖于母体，母体的营养与胎宝宝的发育密切相关。

胎儿的营养完全依赖于母体的供给，母体的不良健康状况将对胎儿的健康造成巨大影响。女性孕前营养不良，体内各种营养素就会储备不足，如果怀孕后又不能及时补充，胎儿则无法从母体中摄取足够的营养素，其发育就会受到限制，很容易出现胎儿宫内发育迟缓等，严重时可危及宝宝

的心、智、体各方面的健康，甚至有的会由于母体孕前缺乏维生素 A 或锌而导致胎儿畸形。此外，孕前营养不良的女性可能会发生乳腺发育不良从而导致产后泌乳不足，影响到新生儿的喂养。

平时营养差的女性，怀孕后必然体质差。即使孕后加强了营养，但由于胎儿的营养需求，孕妇的体质也不可能有明显的增强，待到临产时往往不能承受分娩所需的大量体能消耗，致使分娩时产力弱、子宫收缩无力、产程延长，甚至造成难产，给产妇、新生儿带来危险。

孕早期的营养补给有赖于孕前储备

胎儿大脑和神经系统的发育自妈妈怀孕后3个月就已经开始了，并且一直延续到孩子的青春期为止，其中最关键的是孕早期这3个月。在这个时期内，胎儿的各个重要器官心、肝、肠、肾等都已经分化完毕，并粗具规模，大脑也开始急剧发育。因此，在这个关键时期，胎儿必须从母体内获得充足而全面的营养，特别是优质蛋白质、脂肪、矿物质、维生素、铁、叶酸等。这些物质一旦不足，就会妨碍胎儿的正常发育。研究证明，如果孕期母亲患缺铁性贫血、叶酸缺乏等都可能导致胎儿出生的缺陷，造成脑及神经管畸形，从而影响生命质量。

怀孕后的1~3个月，恰恰是准妈妈容易发生早孕反应的时期。在孕早期，约有半数以上的准妈妈会出现恶心、呕吐、不想进食等早孕反应，大大影响了营养的摄取。因此，妊娠早期胎儿的营养来源，很大部分只能依靠母体内的储备，即怀孕前一段时期的营养储备。而且，有的营养成分只能依赖母体的储存，无法即摄入即用。

另外，如果准妈妈孕前对饮食不加注意，暴饮暴食，喝咖啡、浓茶、可乐等刺激性饮料，甚至服用一些致畸药物，将有可能对胎儿造成难以弥补的伤害。

总之，从怀孕前3个月就开始母体的营养储备，是优生优育的"必修课"。想要怀上最棒的胎宝宝，就一定要从孕前开始好好准备！

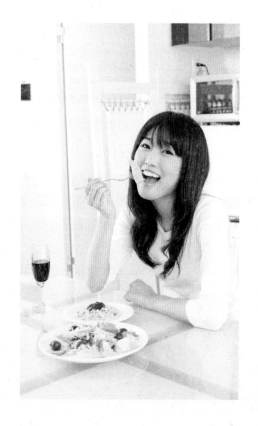

15.营养素，
"孕"力原料

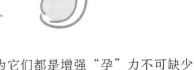

下列营养素，是备孕女性必须补充的，因为它们都是增强"孕"力不可缺少的原料。

叶酸

叶酸是胎儿生长发育不可缺少的营养素。若不注意在孕前与孕早期补充叶酸，则有可能影响胎儿大脑和神经管的发育，造成神经管畸形，严重者可致脊裂或无脑畸形儿。研究发现：女性孕前3个月内每天补充400微克叶酸，可使胎儿发生兔唇和腭裂的概率降低25%～50%，先天性心脏病患儿的概率降低35.5%。

铁

铁是人体生成红细胞的主要原料之一，孕前的缺铁性贫血很可能会殃及孕期，导致准妈妈心慌气短、头晕乏力；导致胎儿宫内缺氧、生长发育迟缓、出生后易患营养性缺铁性贫血等。为了给自身及胎儿造血做好充分的铁储备，准妈妈从孕前就应每天摄入15~20毫克的铁。

碘

碘是人体各个时期所必需的微量元素之一。孕前补碘比孕期补碘对下一代脑发育的促进作用更为显著。如孕前体内含碘不足，将直接影响人体甲状腺素的分泌，造成胎儿甲状腺素缺乏，出生后易发生甲状腺功能低下等症。人体的碘80%~90%来源于食物，备孕女性孕前每天需要补碘150微克。

锌

锌在生命活动过程中起着转运物质和交换能量的作用，故被誉为"生命的齿轮"。备孕准父母宜多摄入富含锌的食物，为孕后胎儿的脑发育做准备。备孕女性每天需从饮食中补充12~16毫克的锌。

钙

准妈妈若钙元素摄入不足，不仅会影响自身的身体健康，导致孕期易出现小腿抽筋、疲乏、倦怠等不适，产后也易出现骨质疏松、牙齿疏松或牙齿脱落等现象。同时，还会影响胎儿的发育，使胎儿乳牙、恒牙的钙化和骨骼的发育受到阻碍。为了防止上述现象的发生，备孕女性每天至少需要补钙约800毫克。

孕产妇所需营养素的主要食物来源

营养素	食物来源
蛋白质	牛奶、鸡蛋、瘦肉、豆制品
铁	瘦肉、猪肝、鸡蛋、海带、绿色蔬菜（如苋菜）、干杏、樱桃
钙	乳制品、鱼虾类、海带、木耳
硒	未经精加工的谷类、海产品、肉类、动物肝肾
锌	香蕉、坚果、圆白菜
碘	海虾、海鱼、海带、紫菜
维生素A	动物肝脏、乳制品、蛋黄、菠菜、胡萝卜、番茄、鱼肝油
维生素E	坚果、麦芽、菜油、玉米油
维生素K	动物肝脏、包菜、菠菜
维生素B_{12}	动物肝脏、肉、鸡蛋、牡蛎、牛奶
维生素B_1	全麦食品、豆类、绿色蔬菜、酵母、坚果
维生素B_2	动物肝脏、全麦食品、绿色蔬菜、海产品、牛奶、鸡蛋
维生素B_6	动物肝脏、全麦食品、酵母、麦芽、蘑菇、马铃薯
维生素C	绿叶蔬菜、柑橘、草莓、甜椒、番茄、马铃薯
叶酸	新鲜蔬菜、大部分水果、动物肝肾、牛肉

16. 高龄准爸爸的
孕前营养补充

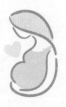

备孕男性最应关注的就是如何提高精子的质量。精子的质量是繁殖后代的重要保证，是决定备孕男性生育能力的关键。目前，很多家庭因为备孕男性的精子量太少或者精子质量不佳而导致不孕不育。那么，在备孕期间，备孕男性要吃些什么才能提高精子的质量，让受孕更加成功呢？

维生素A：影响精子的生成

备孕男性如果缺乏维生素A，其精子的生成和精子的活动能力都会受到影响，甚至产生畸形精子，影响生育。备孕男性可以通过食物来补充维生素A，如动物肝脏、乳制品、蛋黄、菠菜、胡萝卜、番茄等。不过，在特定的条件下，服用维生素A可能会引起中毒，如肝功能不正常、甲状腺功能低下者。因此，一定要注意科学摄取维生素A。

维生素E：增强男性精子的活力

维生素E又被称为生育酚，是一种脂溶性维生素。维生素E能促进性激素分泌，增强男性精子的活力，提高精子的数量。因此，备孕男性一定要注意在孕前补充维生素E。富含维生素E的食物有猕猴桃、瘦肉、蛋类、奶类、坚果、大豆、小麦胚芽、甘薯、山药、黄花菜、圆白菜、菜花，以及用芝麻、玉米、橄榄、花生、山茶等原料压榨出来的植物油。

微量元素：影响男性精液质量

微量元素对备孕男性的内分泌和生殖功能有重要的影响，可直接影响到备孕男性的精液质量。

锰

锰的缺乏会引起睾丸组织结构上的变化，导致生精细胞排列紊乱，精子细胞的结构发生异常。体内严重缺锰可导致男性不育症。富含锰的食物有核桃、麦芽、糙米、米糠、花生、马铃薯、大豆粉、小麦粉、各种动物肝脏等。

锌

锌在人体中含量约为1.5克，男性主要集中分布于睾丸和前列腺等组织中。缺锌会导致备孕男性精子的数量和质量降低，性欲低下，甚至可导致不育。即使备孕男性的精子有与卵子结合的能力，受孕成功后准妈妈的流产率也比较高，而且胎儿致畸率也比较高。含锌量高的食物有牡蛎、牛肉、鸡肉、鸡肝、花生、猪肉等。一般来说，每天吃动物性食物120克，即可满足身体内锌的需求量。如果严重缺锌，备孕男性最好在医生的指导下适量补锌，直到恢复正常水平。

硒

备孕男性体内缺乏硒，会导致睾丸发育和功能受损，性欲减退，精液质量差，影响生育质量，因此备孕男性在孕前要注意补硒。自然界中含硒的食物是非常多的，含量较高的有鱼类、虾类等水产品，其次为动物的心、肾、肝。蔬菜中含硒量最高的为大蒜、蘑菇，其次为豌豆、大白菜、南瓜、萝卜、韭菜、洋葱、番茄、莴苣等。

✿ 精氨酸：精子形成的必要成分

精氨酸是男性精子形成的必要成分，而且能够增强精子的活动能力，对于维持男性生殖系统的功能具有十分重要的作用。精子量少的备孕男性多吃富含精氨酸的食物，可以促进精子数量的增加，提高精子质量。蛋白质中所含的精氨酸被认为是制造精子的原料，因此，备孕男性可以在孕前多吃一些高蛋白食物，如鸡蛋、黄豆、牛奶、瘦肉等，可以提高精子的数量和质量。海产品，如海参、墨鱼、鳝鱼、章鱼、木松鱼，以及花生、芝麻、核桃、冻豆腐等食物中也含有较多的精氨酸。

✿ 叶酸：降低染色体异常精子产生的概率

叶酸是备孕女性在孕前必补的营养素，同样，备孕男性在孕前也要补充叶酸。备孕男性在孕前增加叶酸的摄入量，能够有效降低出现染色体异常精子的概率，并能降低宝宝长大后患癌症的危险系数。由于精子的形成周期长达3个月，因此，备孕夫妻要想生出优质宝宝，就要提前补充叶酸。那么，备孕男性要如何补充叶酸呢？是否要像备孕女性那样服用叶酸片呢？在这里要告诉备孕夫妻的是，备孕男性无须服用叶酸片，只需要在日常饮食中注意多吃一些富含叶酸的食物，如红苋菜、菠菜、生菜、芦笋、小白菜、西蓝花、包菜及豆类、动物肝脏、坚果、牛奶等即可。

17. 高龄准妈妈的
饮食调理秘密

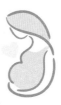

孕前的饮食调理，最重要的是做到膳食平衡，从而保证摄入均衡适量的蛋白质、脂肪、糖类、维生素、矿物质等营养素，这些营养素是胎宝宝生长发育的物质基础。

营养学家把食物分成五大类，每一类食物都应保证供给充足。

❀ 谷类：包括米、面、杂粮。主要提供糖类、蛋白质、膳食纤维及B族维生素，它们是膳食中能量的主要来源。根据体力消耗的不同，每人每天要吃250~400克。

❀ 蔬果类：主要提供膳食纤维、矿物质、维生素和胡萝卜素。蔬菜和水果各有特点，不能完全相互替代。一般来说，红、绿、黄等颜色较深的蔬菜和深黄色水果营养素含量比较丰富，应多选用。备孕女性每天应吃蔬菜300~500克，水果200~400克。

❀ 鱼、虾、肉类、蛋类：肉类包括畜肉、禽肉及内脏，同鱼、虾、蛋一起，主要提供优质蛋白质、脂肪、矿物质、维生素A和B族维生素。它们彼此间营养素含量有所区别，备孕女性每天应吃150~250克。

❀ 奶类和豆类食物：奶类除含丰富的优质蛋白质和维生素外，含钙量也较高，且利用率也高，是天然钙元素的极好来源。豆类含丰富的优质蛋白质、不饱和脂肪酸、钙及维生素B_1、维生素B_2等。备孕女性每天应饮鲜奶500毫升，吃豆类或豆制品50~100克。

❀ 油脂类：包括动物油、植物油等，主要提供能量，还可提供维生素E和必需脂肪酸，备孕女性每天应摄入25~30克。

这五类食物不能互相替代，每日膳食中都应摄入，并轮流选用同一类中的各种食物，使膳食丰富多彩。备孕女性吃的食物品种越多，摄入的营养素就越全面。

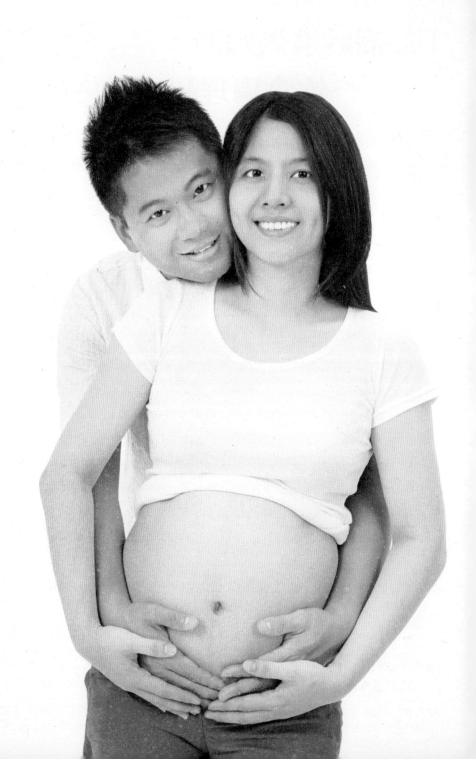

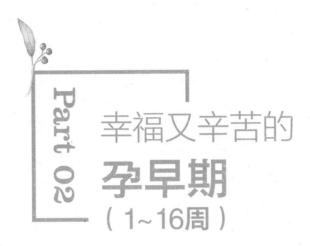

Part 02

幸福又辛苦的
孕早期
（1~16周）

通过孕前的充分准备和详细检查，准妈妈终于顺利怀上宝宝了。在接下来的日子里，准妈妈应该加倍留意自己和腹中胎儿的微妙变化，注意饮食规律、均衡营养、放松心情、积极做产检，注意生活小细节，为迎接健康宝宝的诞生做好充分的准备。

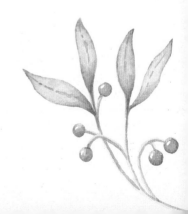

1. 准妈妈的
身体变化全解

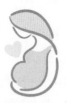

从胚胎种子在准妈妈体内扎根开始至整个孕早期，准妈妈的腹部变化还不明显，但身体的各种变化已经开始出现。

孕1月（1~4周）

准妈妈的子宫为了满足胚胎摄取营养的需要而不断增厚，因而会显得比妊娠前略增大，大小类似于一个鸭蛋。同时，子宫的形状也由扁平开始变为圆形，子宫壁开始增厚，变得柔软。

此时卵巢开始分泌黄体激素，使乳房稍微变硬，乳头颜色变深且敏感，较为敏感的准妈妈的乳头会有痛感。

由于体内激素分泌情况开始变化，准妈妈开始出现恶心、呕吐等害喜症状。

孕2月（5~8周）

受激素的作用，准妈妈的身体会感到一种充实感，但体重不会增加。子宫有所增大，与孕前无太大差别，大小如鹅蛋。大多数准妈妈会出现尿频、白带增多、乳房增大、乳房胀痛、腰腹部酸胀等症状，还会出现头晕、乏力、嗜睡、恶心、呕吐、喜欢酸性食物、讨厌油腻食物等早孕反应，这些反应一般会持续两个月左右。

⸙ 孕3月（9~12周）

　　孕3月的前2周受孕吐影响，有些准妈妈的体重可能不增反而下降；后2周，随着孕吐的减轻，体重会慢慢增加。受骨盆腔充血与黄体素分泌旺盛的影响，阴道的分泌物会增多。子宫逐渐增大，压迫膀胱，膀胱容量减少，出现尿频、尿急等症状，还总有排不净尿的感觉。子宫增大，压迫直肠，出现便秘或腹泻。除了胀痛外，乳房开始进一步变大，乳晕和乳头色素沉着更明显，颜色变黑。子宫长成拳头般大小，但下腹部还未明显隆起。

　　孕3月的前2周，是妊娠反应最严重的阶段。随着孕周的增加会有所减轻，直至完全消失。

⸙ 孕4月（13~16周）

　　食欲开始增加，体重逐渐回升、增加。子宫进一步增大，相当于新生儿的头部大小。乳房增大，乳周发黑，乳晕更为清晰，乳头开始分泌乳汁。阴道和宫颈的分泌物增多，正常的分泌物为白色，质地稀薄，无异味。若分泌物量多且颜色、性状有异常，应及时就医检查。增大的子宫开始压迫前后方的膀胱和直肠，使得膀胱容量减少，出现尿频、尿急的症状。

　　早孕反应开始自然消失，准妈妈感觉身心舒畅。

2. 胎宝宝的发育全解

胎宝宝在准妈妈肚子里落地生根之后，整个孕早期，身体又在悄悄发生哪些变化呢？

孕1月（1~4周）

3周左右的胎芽，大小刚好能用肉眼看到，长度为5毫米至1厘米，重量不足1克，从外表上看身体是二等分，头部非常大，占身长的一半。有类似鳃和尾巴的构造，感觉像个小海马。胳膊腿大体上有了，但因为太小还看不清楚。眼睛和鼻子的原型还未形成，但嘴和下巴的原型已经能看到。与母体相连的脐带，从这个时期开始发育。

表面被绒毛组织（细毛样突起组织）覆盖着，这个组织不久将形成胎盘。脑、脊髓等神经系统和血液等循环器官的原型几乎都已出现。心脏从第2周末开始形成，从第3周左右开始搏动，而且肝脏也从这个时期开始明显发育。

此时，胎宝宝的性别及长大后的肤色、长相等已经可以确定。

孕2月（5~8周）

孕2月的胎宝宝，长度为1~3厘米，重量为1~4克。面部器官已基本成形，眼睛形成，但没有眼皮；耳、鼻、口清晰可见。骨骼处于软体状态。6周时开始长出手臂和腿的幼芽；7周时，幼芽长成明显的手臂和腿，尾巴逐渐缩短。到8周末，用肉眼也可分辨出头、身体和手足。

开始有心跳，胃肠、肝脏初步形成，脑、脊髓、神经细胞发育迅速。视觉器官和听觉器官也粗具规模，内外生殖器的原型能辨认，但从外表上还辨别不出性别。

子宫内底锐膜内绒毛大量增加，逐渐形成胎盘。脐带开始形成，胎宝宝与准妈妈联系进一步加强。

孕3月（9~12周）

胎长3~10厘米，胎重4~40克。胎儿的眼睛、嘴巴、内耳、面颊、下颌、眼睑及耳廓已发育成形，面部基本成形。此时，头的比例仍然最大，尾巴完全消失，手指和脚趾清晰可辨。四肢在羊水中已能自由活动，左右腿还可交替做屈伸动作，双手能伸向脸部。

心脏、肝脏、胃肠发育更加完善；肝、肋骨和皮下血管开始形成；大脑开始发育，消化系统和血液循环开始形成；已有输尿管，可排出一点点尿；骨骼和关节尚在发育中。外生殖器分化完毕，可辨认出胎宝宝的性别。此时胎宝宝活动还不强烈，还感觉不到胎动。

孕4月（13~16周）

胎长10~18厘米，胎重40~160克。头渐渐伸直，脸部开始形成完整的轮廓，头发开始长出；眼睛移至头部前方，双眼距离在缩小；下颌骨、面颊骨、鼻梁骨等开始形成，耳廓伸长；乳牙会迅速增加到20颗。手臂和腿脚的关节已经形成，硬骨开始发育；胎儿的腿比胳膊长，手指甲形成，指关节开始运动。手脚开始活动，手指能与手掌握紧，脚趾与脚底可以弯曲，会吸吮自己的手指头。

脊柱、肝、肾形成并开始发挥作用；皮肤逐渐变厚，不再透明，覆盖着一层薄薄的胎毛。心脏基本形成，听觉器官基本完善，对声音刺激开始有反应。生殖器官已经形成，通过B超可以分辨出胎儿的性别。

胎动的感觉开始明显，有时还会有些触痛感，都为正常反应。胎动时准妈妈会有喝了饮料后胃肠蠕动的感觉，要注意记录下第一次胎动的时间，产检时告知医生。

3. 孕前经期需注意

在这一周，由于尚未妊娠，所以备孕女性的身体基本不会发生变化。但是，为了孕育一个健康的宝宝，从现在开始就要小心谨慎。

保持清洁

要注意保持卫生巾清洁，购买国家卫生部允许出售的卫生巾；每天清洗外阴，不过不要盆浴，应该淋浴，经期能用温水擦身更好。

避免受凉

经期女性御寒能力下降，受凉易引起疾病，像月经过少或突然停止等，因此要避免淋雨、沾水、用凉水冲脚等。

饮食讲究

少吃刺激性食物，多吃蔬菜和水果，以保持大便通畅，避免盆腔充血。经期易出现疲劳和嗜睡，情绪波动也大，因此，最好不要饮浓茶、咖啡等。同时，也要少食或不食冰冻食物、饮料等。

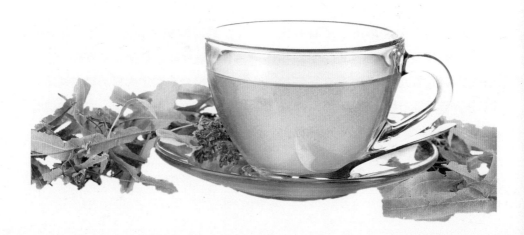

4.如何检测是否怀孕

　　自己可以在第一次月经没来时使用验孕棒。市场上有好几种不同的家用验孕棒，在使用之前，要仔细阅读说明书。

　　最好检测清晨醒后的第一次尿液，因为此时尿液浓缩，即使含有微量的 HCG 也可以检测出来。以后的尿液会因喝水及饮食而被稀释，由于怀孕早期的激素含量非常低，所以这种家用验孕棒就很难检测出来。有的测试要求将验孕棒插入尿液中；有的测试要求将尿液倒入一个干净的容器内，然后用验孕棒附带的滴管取几滴尿液，滴入验孕棒椭圆形的窗口上。

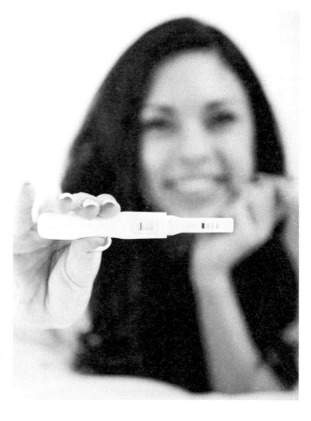

　　通常测验结果在几分钟内就会出来，即观察测试条窗口内的彩色标志线。此外，还有一条标志线能提醒操作是否正确。如果测试结果是阴性，而自己仍感觉可能怀孕了，可隔5~7天再重复做一次检测。也有可能由于刚刚受孕，还无法检测出来，或者怀孕的时间比自己估计的要晚一些。如果月经不规律的话，最有可能出现这些情况。

5. 早孕反应怎么办

早孕（早期妊娠）指怀孕早期（孕13周末之前），胚胎在此时会急剧改变发展。

症状

从怀孕第6周开始，大多数准妈妈会出现食欲不振、厌食、轻度恶心、呕吐、头晕、倦怠，甚至低热等早孕反应，这是准妈妈特有的正常生理反应。早孕反应一般在妊娠第6周出现，以后逐渐明显，在第9~11周最重，一般在停经12周左右自行缓解、消失。大多数准妈妈能够忍受，对生活和工作影响不大，无须特殊治疗。

原因

有关早孕反应产生的原因一般与以下因素有关。

* 与人绒毛膜促性腺激素的作用有关。支持这一观点的证据为妊娠反应出现的时间与准妈妈血中人绒毛膜促性腺激素出现的时间吻合。

* 与胎宝宝自我保护的本能有关。孕吐是生物界保护腹中胎宝宝的一种本能。人们日常进食的各种食物中常含有微量毒素，但对健康并不构成威胁。可准妈妈不同，这些毒素一旦进入胚胎，就会影响胎宝宝的正常生长发育，所以胎宝宝会分泌大量激素。这些激素可增强准妈妈孕期嗅觉和呕吐中枢的敏感性，以便最大限度地将毒素拒之门外，确保胎宝宝的生长发育。

* 与准妈妈的精神状况有关。一般而言，神经质的人妊娠反应较重。夫妻感情不和，不想要孩子的女性妊娠时也更容易出现比较重的妊娠反应。

应对早孕反应的生活策略

早孕反应一般不会太重，准妈妈可想些办法使反应减轻，下面几点可供参考：

* 了解一些相关的医学知识。明白孕育生命是一个自然的过程，是苦乐相伴的，增强自身对早孕反应的耐受力。

* 身心放松。早孕反应是生理反应，多数准妈妈在一两个月后就会自行好转，因此，要以积极的心态度过这一阶段。选择喜欢的食物；能吃什么，就吃什么；能吃多少，就吃多少。这个时期胎儿还很小，不需要过多的营养，日常饮食已经足够了。

* 积极转换情绪。生命的孕育是一件很自然的事情，要正确认识怀孕中出现的不适，学会调整自己的情绪。闲暇时做自己喜欢做的事情，邀朋友小聚、散步、聊天都可以。整日情绪低落是不可取的，不利于胎儿的发育。

应对早孕反应的饮食策略

虽然早孕反应常常让准妈妈食不下咽，但如果能巧妙饮食的话，不但不会影响准妈妈的营养摄取，还能减轻早孕反应。

* 少食多餐：准妈妈可采取少食多餐的方法，不必拘泥于进餐时间，想吃就吃，细嚼慢咽，尤其要多吃富含蛋白质和维生素的食物，如奶酪、牛奶、水果等，多喝水，少饮汤。

* 晨起喝开水、吃点心：准妈妈恶心呕吐的症状多在早晨起床或傍晚时较为严重。为了克服晨吐症状，准妈妈最好清晨起来喝一杯温开水，通过温开水的刺激和冲洗作用，增加血液的流动性，激活器官功能，使肠胃功能活跃起来。还可在床边准备一些小零食，如饼干、水果或几粒花生米等，喝完开水后再吃点儿小零食、小点心，这样可以帮助抑制恶心。

* 选择易消化的食物：这个时期，胎宝宝的主要器官开始形成，准妈妈的饮食要能够满足胎宝宝的正常生长发育和准妈妈自身的营养需求。最好食用易消化、清淡、在胃内存留时间短的食物，如大米粥、小米粥、馒头片、饼干等，以减少呕吐的发生。

6.怀孕后的饮食结构调整

怀孕期间，由于身体受到激素影响，再加上腹中胎宝宝成长需要许多能量，因此，孕妈妈很容易产生疲惫感或身体酸痛。这是怀孕期间的正常现象，不用过度担心，只要适度调整一下生活作息，加强营养，增加喝水次数，保持愉悦心情，就可以减轻疲惫感。

多吃富含维生素的食物

维生素B_1可以促进糖类的代谢，帮助肝糖原的生成并转变成能量，使人迅速恢复体力、消除疲劳。维生素C可以调整身体上的压力与情绪的不安定状态。维生素E有扩张末梢血管的作用，不但可以改善手脚的末梢血液循环，还可以将营养输送到脑部，对于脑部的血液循环也有很好的帮助。

调整三餐饮食

早餐应多吃富含纤维的全麦类食物，搭配富含优质蛋白质的食物，这样就会感觉精力充沛。午餐应控制淀粉类食物的摄入量，孕妈妈如果午餐吃了大量米饭或马铃薯等淀粉类食物，会造成血糖迅速上升，从而产生困倦感，所以，午餐时淀粉类食物不要吃太多。还应该多吃些蔬菜和水果，以补充维生素，这样有助于分解早餐所剩余的糖类及氨基酸，从而提供能量。晚餐则越简单越好，千万不要吃太多，因为一顿丰盛、油腻的晚餐会延长消化系统的工作时间，导致机体在夜间依然兴奋，进而影响睡眠质量，使孕妈妈感到疲倦。

多休息

怀孕期间，孕妈妈想睡就睡，不必做太多事，尽可能多休息。

7. 尿频怎么办

　　孕3月，许多准妈妈发现自己很难像以前那样一觉睡到大天亮了，尿频迫使准妈妈们一遍又一遍地起来上厕所。千万不要因为这样就抱怨连连哦。想一想，当宝宝出生后，你还能有多少时间享受一觉睡到天亮的时光呢。就当这是让自己成为一位合格母亲的磨砺吧！

　　到了孕3月，准妈妈特别容易感到尿频，这主要是因为子宫慢慢变大，造成骨盆腔内器官的相对位置发生改变，导致膀胱承受的压力增加，使其容量减少，因此，即使只有很少的尿也会使准妈妈产生尿意，进而发生尿频；另外，激素分泌的改变也是引起准妈妈尿频的一个原因。到了孕4月，由于子宫出了骨盆腔进入腹腔中，膀胱所受的压力减轻，尿频症状就会慢慢地缓解。

　　尿频是妊娠期较常见的生理现象，准妈妈要消除顾虑，不要因为尿频苦恼，有了尿意应及时排尿，切不可憋尿，以免影响膀胱的功能，造成尿潴留。小便时，如果伴有疼痛或者小便颜色浑浊，有患膀胱炎的可能，应及时去医院诊治。

　　保持饮食的酸碱平衡可预防尿频。应避免摄入过量酸性物质，以免加剧酸性体质。准妈妈宜适当多吃富含植物有机活性碱的食品，少吃肉类，多吃蔬菜。平时还要适量补充水分，但不要过量喝水，临睡前1~2个小时最好不要喝水。

8. 白带暗藏身体密码

　　白带又叫阴道分泌物，为白色糊状液体，一般无气味，由阴道黏膜渗出物、宫颈腺体、子宫内膜及输卵管的分泌物混合而成，含有阴道上皮脱落细胞、白细胞及阴道杆菌。白带的多少，主要是受到激素水平的影响。到了这个时候，很多准妈妈会发现自己的白带比原来多了，这种变化是否正常呢？

　　女性怀孕以后，卵巢的黄体分泌大量雌激素和孕激素，以维持孕卵的着床和发育。12周以后，胎盘形成，它逐渐代替了黄体，继续合成大量雌激素和孕激素。因此，准妈妈体内始终保持着高雌激素和高孕激素的状态。于是，雌激素和孕激素依赖的细胞发生明显变化，外阴组织变软、湿润，阴道上皮增厚，血管充血，渗出液和脱落细胞增多，宫颈肥大、柔软、充血，腺体分泌旺盛。宫颈腺的分泌和阴道渗出液及脱落的细胞混在一起形成白带，在妊娠期就会不断地排出体外。因此，准妈妈的白带如果

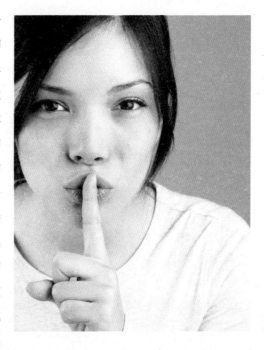

只是量较多，但没有恶臭，没有引起瘙痒，没有特别的颜色（如红色、咖啡色或黄绿色），这些均属于正常的怀孕征兆，无须特别处理。

　　但是，孕早期是一个非常重要的阶段，在这个阶段中出现的问题往往会贯穿整个孕期。如果准妈妈发现自己的白带不但增多，颜色也较深，同时伴有外阴瘙痒和特殊气味，应及时去医院进行检查。

白带的异常变化

女性怀孕后，白带会发生变化，如果在日常生活中不加注意就很容易导致白带发生异常变化。白带异常不仅会使准妈妈易患上妇科疾病，更重要的是会影响准妈妈的心情。因此，准妈妈要做好预防工作，减小白带异常变化的概率。

备好自己的专用毛巾

最好用淋浴喷头或流动水清洗外阴，毛巾使用后要在太阳下晒干或在通风处晾干。如果毛巾日久不见阳光，易滋生细菌和真菌。

注意肛门的清洁和卫生

大便后养成用手纸由前向后揩拭干净，并用温水清洗或冲洗肛门的习惯。这样做可以预防肛门细菌传给阴道和尿道而导致的感染。

选用棉质面料，或至少底部是棉质的，柔和、宽松的内裤

晚上睡觉时穿四角内裤，甚至不穿内裤，让阴部呼吸新鲜空气。少穿紧身牛仔裤、皮裤。尽量避免久坐，减少使阴部潮湿闷热的机会。少用含香精、有颜色的卫生棉、护垫、卫生纸，这些东西有可能是阴部接触性皮肤炎的元凶。

喝足够的水

平时多喝些果汁、酸奶，可以预防或舒缓阴道、尿道感染。

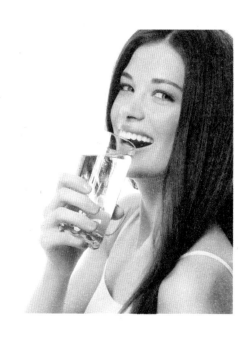

每天晚上用温水清洗外阴部

在清洗前先洗净双手，然后从前向后清洗外阴，再洗大、小阴唇，最后洗肛门四周及肛门，注意动作要轻柔。

9. 发生意外，
高龄准妈妈不要强求保胎

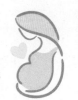

有的高龄准妈妈刚刚得知自己怀孕了，可是高兴劲儿还没过，就发生了先兆流产，心情一下子从云端跌落谷底。此时，就需要准妈妈正确对待胎儿的去留问题，不能一味地强求保胎。

从进化的角度来看，自然流产是人类繁衍过程中的自我把关。通过自然流产，把不健康的、有缺陷的胚胎或者不能发育成正常胎儿的胚胎和已经死亡的胚胎排出体外，把健康的胚胎留下来，从而保证母体诞下的胎儿是健康的。

如果准妈妈阴道流血时间长，血色为暗红色或咖啡色，多提示胚胎发育不良。如果经过检查发现子宫明显小于妊娠月份，B超提示胚胎不发育，为空囊或者胚胎已死，应及时进行刮宫手术，以免引发宫内感染，影响以后的生育。还有相当一部分存在染色体异常的胚胎也会发生先兆流产。

因此，准妈妈不要强求保胎。如果胎儿是正常的、健康的，准妈妈注意不要同房、多休息，保证均衡、全面的营养等，胎儿是可以安全出生的。换言之，如果胚胎不正常，盲目保胎也是徒劳的，即使强留生下来，也可能会是畸形儿或者患有先天疾病，这对整个家庭来说，反倒是件不好的事情。

10. 少化妆不烫发，
准妈妈的孕期准则

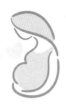

　　化妆品所含的砷、铅、汞等有毒物质被准妈妈的皮肤和黏膜吸收后，可透过胎盘屏障进入胎儿体内，影响胎儿的正常发育，导致胎儿畸形。另外，化妆品中的某些成分经阳光中的紫外线照射后，会产生有致畸作用的芳香胺类化学物质。

　　以下是一些常用化妆品对胎儿的不良影响：

　　◆ 口红：口红是由各种油脂、蜡质、颜料和香料等组成的。其中油脂通常采用羊毛脂。羊毛脂既能吸附空气中各种对人体有害的重金属元素，又能吸附能进入胎儿体内的大肠杆菌等微生物，同时还有一定的渗透作用。因此，准妈妈涂抹口红以后，空气中的一些有害物质就容易吸附在嘴唇上，并在说话和吃东西时随着唾液侵入机体内，从而使体内的胎儿受到危害。所以，为了下一代的健康，准妈妈不要涂口红。

　　◆ 染发剂：染发剂不仅可导致皮肤癌，还可引起乳腺癌和胎儿畸形。因此，准妈妈应禁止使用染发剂。

　　◆ 冷烫精：用化学冷烫精冷烫头发会影响胎儿的正常生长和发育。并且，准妈妈和分娩后半年以内的女性头发不但非常脆弱，而且极易脱落。如果再用化学冷烫精烫发，会加剧头发的脱落。

　　建议爱美的准妈妈选择透气性好、油性小、安全性强、含铅少、不含激素且品质优良的化妆品，否则天气热时不利于排汗，会影响代谢功能。像高科技生化产品、祛痘祛斑的特殊保养品、含激素及磨砂类产品，最好不要使用。

　　不过，化妆品的配方是否天然安全是难以说清的。化妆品抽查中经常发现部分化妆品中的有害物质超标。所以，为了确保孕期安全，尤其是敏感关键的孕早期，还是尽量少化妆。

11.高龄准妈妈如何保养皮肤

怀孕之后，准妈妈们都知道，很多护肤品就不能使用了，那么在怀孕期间，高龄准妈妈应该如何保养自己的皮肤呢?

❋ 洗脸

妊娠期的美容重点就是洗脸。早晚洗脸各1次，使用平时常用的洗面奶，仔细地洗，洗干净后抹上必要的护肤品。勤洗脸不仅是为了去掉油垢，还可为皮肤增加水分，使皮肤湿润光滑，富有弹性。

❋ 擦搓脸和手

先将两手互相擦搓，主要是手背部，经过20~30次的擦搓至手发热，再将双手手心部放在两侧脸上，上下擦搓50次，力不要大，但要落实。擦搓时，要用手指擦搓眼窝、鼻翼和耳部。目的是为了促进手部和脸部皮肤的血液循环，增强皮肤的抵抗力。

❋ 防晒

由于激素的作用，准妈妈脸上容易长雀斑，所以不要让强烈的直射阳光照在脸上和其他无遮盖的皮肤上。

❋ 按摩:

妊娠期间，准妈妈每天都要进行脸部按摩。按摩既可加快皮肤的血液流通，促进皮肤的新陈代谢，保持皮肤细嫩，还可使皮肤的功能在产后早日恢复。按摩的要领如下:首先，用洗面奶清洁脸部肌肤，用温水洗净后用毛巾擦干。在脸上均匀地抹上按摩膏，然后，用中指和无名指从脸的中部向外侧螺旋式按摩约50次。按摩完毕后，再用一条拧干的热毛巾擦拭一下。每天坚持按摩1次，对皮肤十分有益。

12. 孕期安全过性生活

有人认为，孕期性生活会对胎儿造成不利的影响，但又担心孕期禁欲会影响夫妻感情。其实，孕期是不需要禁欲的。那么，怎样过性生活才安全呢？

妊娠3个月内

怀孕最初3个月内不宜性交，因为这个时期胎盘还没有完全形成，胎儿处于不稳定状态，最容易引起流产。在不宜性交的时期，可考虑采取性交以外的方式，如温柔的拥抱和亲吻，用手或口来使性欲得到满足。

妊娠晚期

特别是临产前的1个月，即妊娠9个月后，胎儿开始向产道方向下降，准妈妈子宫颈口放松，倘若这个时期性交，羊水感染的可能性较大，有可能发生羊水外溢（即破水）。同时，孕晚期子宫比较敏感，受到外界直接刺激，有激发子宫加强收缩而诱发早产的可能。所以，在孕晚期必须禁止性生活。

妊娠4~6个月

怀孕4个月后，胎盘发育基本完成，流产的危险性也相应降低了，夫妻可每周性交一次。性交前准妈妈要排尽尿液，清洁外阴，丈夫要清洗外生殖器，选择不压迫准妈妈腹部的性交姿势。性交时间不宜过长，每次性交时间以不超过10分钟为度，并且注意不要直接强烈刺激女性的性器官，动作要轻柔，插入不宜过深，频率不宜太快。

孕期性生活最好使用避孕套或体外排精

在孕期过性生活时，最好使用避孕套或体外排精，以精液不入阴道为好。因为精液中的前列腺素被阴道黏膜吸收后，可促使怀孕后的子宫发生强烈收缩，不仅会引起准妈妈腹痛，还易导致流产、早产。

13. 准妈妈的职场权利

对身在职场的准妈妈而言，了解自己享有哪些职场权利很有必要。准妈妈应该学会保障自己的权益，在工作中合理地保证自己的健康和休息。

身在职场的准妈妈，这些权利是你应当享有的：

● 产假时间。《女职工劳动保护特别规定》第七条规定："女职工生育享受98天产假，其中产前可以休假15天；难产的，增加产假15天；生育多胞胎的，每多生育1个婴儿，增加产假15天。"

● 流产产假。《女职工劳动保护特别规定》第七条规定："女职工怀孕未满4个月流产的，享受15天产假；怀孕满4个月流产的，享受42天产假。"具体时间可以根据各地各行业的规定或由所在单位酌情考虑。

● 生育津贴。女职工在分娩后3个月内向相关主管部门办理生育津贴申领手续。计算公式为：女职工本人生育当月的缴费基数÷30（天）×假期天数。其中，生育津贴低于本人工资标准的，差额部分由企业补足。

● 丈夫休护理假。丈夫休护理假依据晚育及所在省份的规定。大多数省份《人口与计划生育管理条例》中都规定了晚育者丈夫休护理假的时间。

● 产前检查。《女职工劳动保护特别规定》第六条中规定："怀孕女职工在劳动时间内进行产前检查，所需时间计入劳动时间。"单位不应当以此为理由扣发职工工资。

● 怀孕期间工作安排。《女职工劳动保护特别规定》第六条规定："女职工在孕期不能适应原劳动的，用人单位应当根据医疗机构的证明，予以减轻劳动量或者安排其他能够适应的劳动。对怀孕7个月以上的女职工，用人单位不得延长劳动时间或者安排夜班劳动，并应当在劳动时间内安排一定的休息时间。"

14. 如何计算预产期

计算孕周时，在妇产科检查中一般都从末次月经的第一天开始算起。从末次月经的第一天开始，整个孕期是9个月零7天，共280天。

有的准妈妈会有疑问，认为不可能是来月经的那天怀孕的。这话很对，通常怀孕要在月经后的14天左右，于是就有受精龄的问题。受精龄是从受精那天开始算起，即280减去14，共266天，38个孕周。

准妈妈该知道的数字

胎儿在母体内生长的时间	40周，即280天
预产期计算方法	末次月经首日加7，月份加9或减3
妊娠反应出现时间	停经40天左右
妊娠反应消失时间	妊娠第12周左右
自觉胎动时间	妊娠第16~20周
胎动正常次数	每12小时30~40次，不应低于10次。早、中、晚各测1小时，将测得的胎动次数相加乘以4
早产发生时间	妊娠第28~37周
胎心音正常次数	每分钟120~160次
过期妊娠	超过预产期14天
临产标志	见红、阴道流液、腹痛，每隔5~6分钟子宫收缩1次，每次持续30秒以上
产程时间	初产妇12~16小时，经产妇6~8小时

15. 烹饪习惯
决定了饮食健康

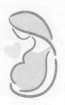

健康、科学的饮食对准妈妈很重要，而健康的饮食并不仅仅要求我们选择营养丰富的食物，同时还要求我们要养成良好的烹饪习惯。

少放盐

准妈妈吃的饭菜里最好少放些盐，摄取过量的盐分和味精对身体无益。可考虑用其他调味品代替，比如调味醋等。

多蒸少炒

用蒸的方法烹调蔬菜，既能保持食物原有的味道及颜色，又可避免长时间烹调及高温破坏蔬菜的营养价值。

避免摄入过多油脂

准妈妈在饮食上要当心摄入过多油脂，在食用煎炸食物时，应尽可能将油沥干，可以用专用纸巾吸取食物表面的油分。将吃不完的汤放在冰箱里，加热前便可将表面的油撇去。

多换方式

平时吃蔬菜多是炒、拌或蒸，不妨尝试下在汤及各种菜肴中加入不同种类的蔬菜，例如在汤中加入蔬菜、用切碎的红色或黄色辣椒来加强菜肴的味道、用腌水果来取代浓味的汤汁等。

忌吃烧焦的食物

准妈妈千万别吃烧焦的食物，烧焦的食物中含有致癌物质，对胎宝宝的健康发育极为不利。特别是准妈妈在吃烤肉时，尽量少用明火烤肉，以降低肉被烧焦的概率。但也要注意把肉烤熟后再食用。

16. 高龄准妈妈
应该这样喝水

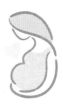

水对于孕期妈妈的健康是非常重要的，高龄准妈妈应该多喝水，那么，到底水有什么作用，又该喝多少水呢？

👣 水的重要性

水是母体的"运输系统"，它可以通过血液把营养物质带给胎宝宝。

水还可以防止膀胱感染。膀胱感染是孕期较为常见的病症，如果饮水量足，可使尿液保持较稀的浓度，从而减少感染的风险。

水还可以改善便秘，并有助于防治痔疮。多喝水可避免肠道缺水，刺激大肠蠕动，从而有利于缓解便秘和痔疮。

足够的水能防止脱水，这在孕晚期尤为重要，因为脱水会引起宫缩，导致早产。

👣 补充方法

高龄准妈妈每天至少应该喝6~8杯水（1800~2400毫升）。另外，每做一个小时的轻微运动就要多喝一杯水。果汁也可计入你摄入的液体之中，但要记住，它们也会提供许多多余的热量。含咖啡因的饮料，如咖啡、可乐和茶不能计入你摄取的液体之中，因为它们有利尿作用，会使尿液增加，从而减少体内的水分。如果你只是不喜欢水的味道，可试着在水中 放一片柠檬或酸橙，或加一点儿果汁调味。

17. 高龄准妈妈 吃鱼有讲究

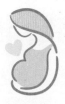

鱼类是重要的动物性食物，营养价值极高，对胎宝宝的大脑及神经系统的发育非常有益。那么，准妈妈如何吃鱼更健康呢？

尽管鱼类营养丰富，可是有些种类的鱼体内却含有汞，这种物质可经胎盘进入胎宝宝体内，不仅会导致其生长发育迟缓，还会对大脑发育造成损害。因此，有些鱼适合准妈妈而有些鱼则不适合。

吃什么鱼

准妈妈应适当多吃形体小的深海鱼，如黄花鱼、平鱼、带鱼等，人工饲养的鳟鱼，以及生长在好的水质环境中的鲫鱼、鲤鱼、鲢鱼等淡水鱼也是不错的选择。但是，一般鲨鱼、剑鱼、方头鱼等体内汞含量比较高。因此，在怀孕和哺乳期间最好不要吃这些鱼。金枪鱼体内的汞含量也相当高，如果一定要食用的话，淡水金枪鱼的摄入量每周不应该超过170克。长鳍金枪鱼（又叫白金枪鱼）体内汞的含量是淡水鱼的3倍，因此，孕期最好少吃或不吃这些鱼，以免对胎宝宝产生不利影响。

该怎样吃鱼

吃鱼不是越多越好，准妈妈每周吃鱼以不超过3次为宜。

烹调淡水鱼的时候尽量采用蒸煮的方式，清淡的饮食对准妈妈比较好。

吃鱼时，准妈妈要经常变换不同的品种吃，不要在一段时间内只吃一种鱼。

准妈妈吃鱼时，尽量不要吃鱼皮，因为很多污染物都在鱼皮上。

怀孕期间，准妈妈尽量不要吃生鱼，以避免可能存在的寄生虫对胎宝宝的影响。

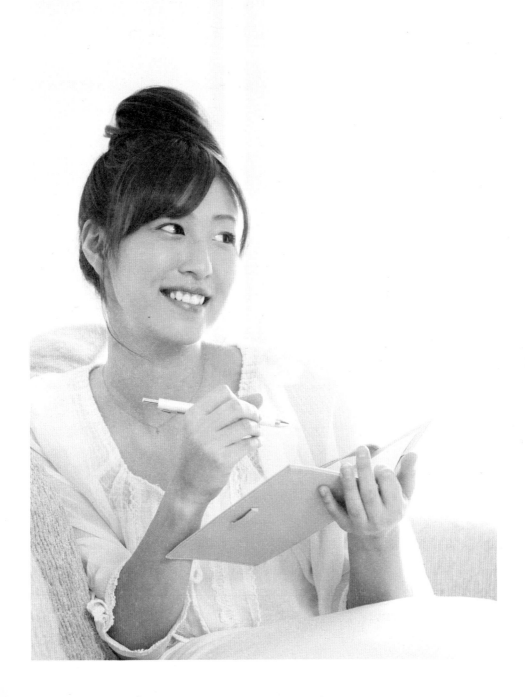

18. 为胎宝宝 补充脂肪

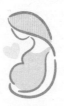

脂肪是油、脂肪、类脂的总称，它是我们人体内不可缺少的营养物质。对于准妈妈来说，特别是在孕早期，胎宝宝处于发育的关键期，更需要补充脂肪。

脂肪的作用

脂肪可促进脂溶性维生素E的吸收，起到安胎的作用。

脂肪可以帮助固定内脏器官的位置，使子宫衡定在盆腔中央，给胚胎发育提供一个安宁的环境。

脂肪中的脑磷脂、卵磷脂及DHA是胎宝宝大脑细胞的主要原料，DHA能促进大脑细胞发育，增加大脑细胞的数量。

脂肪还有保护皮肤、神经末梢、血管及脏器的作用。

怎么补充脂肪

脂肪主要来源于动物油和植物油。植物油中的芝麻油、豆油等是热量的主要提供者，能满足母体和胎宝宝对脂肪酸的需要。植物油是烹调的理想用油。但是大部分准妈妈在孕早期讨厌油腻食物，如果是这种情况，宜吃些核桃和黑芝麻，核桃含有不饱和脂肪酸、磷脂、蛋白质等多种营养素，还有补气养血、温肺润肠的作用，其营养成分对于胚胎和脑的发育也非常有利。而且嚼核桃仁还能防治牙本质过敏。但是，脂肪摄入不能过多，过多可使准妈妈体内血液中的酮体蓄积，被胎宝宝吸收后，对其大脑的发育会产生不良影响。

19. 维生素A的补充要求

维生素A又名视黄醇，是人体必需又无法自行合成的脂溶性维生素，是保持健康的皮肤、视力、细胞生长及再生的重要营养素。对于准妈妈和胎宝宝来说，维生素A有什么作用呢？准妈妈该如何补充维生素A呢？

缺乏维生素A的危害

准妈妈如果缺乏维生素A可使机体的细胞免疫功能降低，补充维生素A能改善铁的营养状况、增强机体的抵抗力。此外，缺乏维生素A还会引起准妈妈流产。对于胎宝宝来说，发育的整个过程都需要维生素A。维生素A尤其能保证胎宝宝皮肤、胃肠道和肺部的健康。怀孕的前3个月，胎宝宝自己还不能储存维生素A，因此准妈妈一定要供应充足。如果准妈妈缺乏维生素A，会导致胚胎发育不全或胎宝宝生长迟缓。严重缺乏维生素A时，还可引起胎宝宝生理缺陷，如中枢神经、眼、耳、心血管、泌尿生殖系统等异常。

补充维生素A不可过量

准妈妈不可大剂量补充维生素A。长期摄入过量的维生素A可引起维生素A过多症或中毒，且对宝宝也有致畸形的作用。准妈妈的维生素A每日摄入量是有讲究的，孕初期为800微克，孕中期和孕晚期为900微克，孕期每日可耐受最高摄入量为2400微克。

富含维生素A的食物

维生素A最好的食物来源是各种动物肝脏、鱼肝油、鱼卵、全奶、奶油、禽蛋等。植物性食物中存在的胡萝卜素在体内也能转化成维生素A。胡萝卜素的良好来源是黄绿色蔬菜，如胡萝卜、菠菜、苜蓿、豌豆苗、红心甜薯、辣椒、冬苋菜，以及水果中的杏、芒果和柿子等。

20. 维生素E的补充要求

维生素E在人体内作用最为广泛，比任何一种营养素都大。维生素E还有一个名称——生育酚，能维持生殖器官的正常功能，促进卵泡的成熟，增加孕酮的作用。对于准妈妈来说，又该怎样科学地摄取维生素E呢？

缺乏维生素E的危害

孕早期缺乏维生素E，可导致婴儿先天性畸形，如露脑、无脑、脊柱侧突、脐疝、足趾畸形及唇裂等，并可导致出生时低体重。维生素E还与胎宝宝眼球晶体的发育有关，准妈妈缺乏维生素E可引起胎宝宝先天性白内障。另外，有研究认为，准妈妈缺乏维生素E容易致婴儿贫血。

合理地摄取维生素E

我国营养学会推荐准妈妈的维生素E供给量为每天12毫克。缺乏维生素E对母子的健康有很大的危害，同样，摄取维生素E过量也有危害。由于维生素E属于脂溶性维生素，不像水溶性维生素能自动排出体外，长期服用会蓄积在体内，引起不良反应，如血栓性静脉炎、肺栓塞、下肢水肿、血清胆固醇值升高等，还会使免疫功能下降，因而对大剂量维生素E的应用应加以限制。

富含维生素E的食物

维生素E广泛分布于植物组织中，特别良好的来源为麦胚油、玉米油、花生油及芝麻油等。莴笋叶及柑橘皮含 γ－生育酚也很多，几乎所有绿色植物都含有此种维生素。此外，猪油、猪肝、牛肉及杏仁、土豆也含有维生素E。只要准妈妈在饮食上做到多样化，维生素E就不会缺乏。维生素 E 与适量的维生素C、硒一起摄入时，其吸收能力会有所提高。但当铁摄入量较高时，维生素E的吸收能力就会降低。需要注意的是，维生素E不稳定，储存及烹调过程中均会有损失。

21.刺激子宫的
食物少食或不食

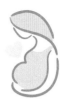

对于准妈妈来说，有些食物会刺激子宫，不宜长期、大量食用，特别是在胚胎比较敏感的孕早期，还是少吃为宜。

● **不宜过多食用热性香料**

八角、茴香、花椒、肉桂、桂皮、五香粉等都属热性香料，准妈妈食用这些会导致便秘或粪石梗阻。这是因为女性在怀孕期间，体温相应增高，肠道也较干燥；香料性大热，具有刺激性，易消耗肠道水分，使胃肠腺体分泌减少，造成肠道干燥、便秘或粪石梗阻。肠道发生秘结后，准妈妈必然用力屏气解便，这会引起腹压增大，压迫子宫内的胎儿，易造成胎动不安、胎儿发育畸形、胎膜破裂自然流产、早产等不良后果。

● **不宜过食寒凉食物**

薏米、山楂、空心菜、苋菜、马齿苋、慈姑、螃蟹、甲鱼、豆腐皮、西瓜等食物属性寒凉，有活血、滑胎、利尿的作用，对安胎不利，准妈妈多食会使子宫收缩，甚至导致流产，孕早期应少吃或不吃。

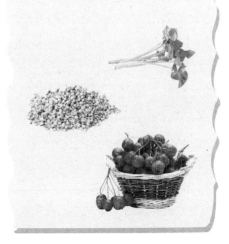

22. 营养素、矿物质和微量元素

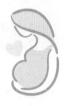

胎儿期和出生的第一年，是决定宝宝骨骼和牙齿发育好坏的关键时期，所以要确保钙、磷的足够摄入。胎儿对锌、铜元素需求也很多，缺锌、缺铜都可导致胎儿骨骼、内脏及脑神经发育不良。谷类及蔬菜水果中富含各种维生素、矿物质和微量元素，注意多吃此类食物。

摄取足量的优质蛋白质

孕早期，小胚胎自身还不能合成生长发育所需的氨基酸，必须由准妈妈供给。因此，准妈妈一定要摄取足够的且容易消化吸收的优质蛋白质。不喜欢吃动物蛋白质食物的准妈妈可用豆类及豆制品、干果类、花生酱、芝麻酱等植物性蛋白质食物代替。有些准妈妈不喜欢喝牛奶或喝牛奶后腹胀，可以用酸奶、豆浆来代替。

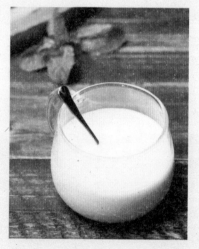

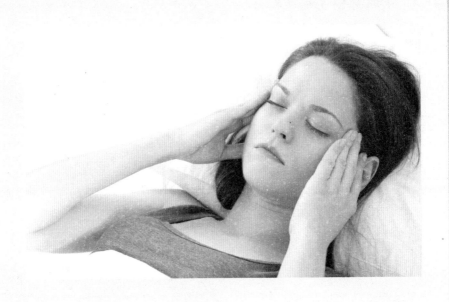

适量摄取鱼肝油和钙

有些准妈妈为了给自己和胎儿补钙，大量服用鱼肝油和含钙的食品，这样对体内胎儿的生长是很不利的。准妈妈长期大量食用鱼肝油和含钙的食品，会引起食欲减退、皮肤发痒、毛发脱落、皮肤过敏、眼球突出、维生素C代谢障碍等。同时，血中钙浓度过高，会导致肌肉软弱无力、呕吐和心律失常等，这些都不利于胎儿生长。

有的胎儿生下时就已萌出牙齿，一个可能是由于婴儿早熟；另一个可能是由于准妈妈在妊娠期间大量服用维生素A和钙制剂或含钙的食品，使胎儿的牙滤泡在宫内过早钙化而萌出。准妈妈不要随意服用大量鱼肝油和钙制剂，如果因治病需要，应按医嘱服用。

23.预防便秘，
饮食习惯很重要

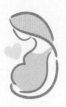

孕早期，很多准妈妈会出现便秘的状况。主要是由于妊娠反应较重，呕吐造成脱水，又因食欲缺乏使人体没有补充充足的水分；孕激素的大量分泌引起胃肠功能下降，肠蠕动减慢；大量进食高蛋白、高热量的食物，而蔬菜摄入量少，导致缺乏膳食纤维。

一般情况下，3天不排便就算是便秘，而有些准妈妈即使只有一天不排便，也会觉得很痛苦，这也是便秘。总之，如果和孕前相比，排便情况变化明显且比较痛苦就算是便秘。在便秘的情况下，腹内积累的毒素不利于机体代谢，会影响身体健康，一旦准妈妈超过5天不排便就应该到医院就诊。

饮食调理

每天注意多饮水并掌握饮水技巧。可以在每天早晨空腹时，大口大口地饮用温开水，使水来不及在肠道吸收便到达结肠，以促进排便。

吃水分含量高的食物，如苹果、葡萄、桃子、梨、冬瓜、牛奶等。

吃含膳食纤维多的食物，如芹菜、红薯、豆类、玉米、韭菜、紫菜等。

吃有助于胃肠蠕动及含脂肪酸的食物，如蜂蜜、香蕉、核桃、松子仁、芝麻等，能促进肠道润滑，帮助排便。

可将核桃、酸奶、烤紫菜、青梅干、香蕉作为零食，这些零食不但富含营养，还有改善便秘的作用，一举两得。

食疗方推荐

* **牛奶香蕉木瓜汁**：将木瓜、香蕉、牛奶放在一起榨成汁，每天晚上睡觉前喝一杯。如果便秘比较严重，可以把剩下的水果纤维也一起吃下，坚持3天就会有很好的效果。要注意的是，食用少量香蕉可促进排便，但过量食用反而会引起便秘。

* **无花果粥**：无花果30克，大米100克。先将大米加水煮沸，再放入无花果煮成粥。服用时可加适量蜂蜜或白糖。另外，也可根据个人口味，将无花果换成核桃、芝麻等。

生活调理

每天坚持做适量的运动，保证每周至少有2~3次健身活动。适量的运动可以增强准妈妈的腹肌收缩力，促进肠道蠕动，预防或减轻便秘。避免久坐不动，工作时每隔2小时起来活动一下。

一般在进食后最容易出现便意，一旦出现便意应及时如厕排便，切不可形成忍便的习惯，这样非常容易导致便秘。排便时，要保持放松的心态，即使未排出也不要紧张，否则会加重便秘的症状。排便时，不要看书、看报，避免因精神压力大而加重便秘。

慎用中药

有些准妈妈认为，使用中药通便不良反应小。实际上，常用的通便中药，如大黄、火麻仁、番泻叶及麻仁丸、麻仁润肠丸等，都有可能引起流产或早产，准妈妈一定要慎用，特别是有习惯性流产史的准妈妈更要禁用。

另外，在整个妊娠过程中，准妈妈的消化功能下降，抵抗力减弱，易发生腹泻。在孕早期，腹泻不仅会导致准妈妈损失营养素，还会因肠蠕动亢进而刺激子宫，甚至可能引发流产。因此，准妈妈在孕早期饮食要特别讲究卫生，食物一定要干净、新鲜，以防发生腹泻。

24.这些物质 有利于胎宝宝大脑

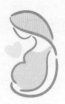

孕3月是胎宝宝大脑发育的关键时期，因此，准妈妈要有意识地摄入有利于胎宝宝大脑发育的食物。

◆ **脂质**：对大脑来说，脂质是最重要的成分，占脑细胞的60%，它是构成大脑细胞的建筑材料。这里的脂质是指结构脂肪，即多不饱和脂肪酸（PUFA）。多不饱和脂肪酸可分为ω-3和ω-6。

ω-3多不饱和脂肪酸中对人体最重要的两种不饱和脂肪酸是EPA和DHA。EPA是二十碳五烯酸的英文缩写，具有清理血管中的垃圾（胆固醇和三酰甘油）的功能，俗称"血管清道夫"。DHA是二十二碳六烯酸的英文缩写，具有软化血管、健脑益智、改善视力的功效，俗称"脑黄金"。

◆ **蛋白质**：蛋白质虽不是大脑的主要建筑材料，仅占脑细胞的35%，但它是大脑兴奋和抑制作用的机构单位，必须有它，大脑才能充分发挥记忆、思考等能力。

◆ **葡萄糖**：葡萄糖是提供脑细胞活力的能源。

◆ **维生素、钙、磷**：维生素和钙、磷等在大脑中所占比例虽然不高，却是脑部发育的必需物质。这些营养素大部分是母体自身不能制造的，必须靠膳食供给。

有助胎儿脑发育的最佳食物表

类别	名称
粮谷类	小米、玉米等
干果类	核桃、芝麻、花生、松子仁、南瓜子、栗子、杏仁等
蔬菜类	黄花菜、香菇等
水产类	深海鱼、海螺、牡蛎、虾、鱼子、海带、紫菜等
禽类	鸭、鸡等

25. 坚果，
补脑益智佳品

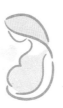

对于胎儿大脑发育来说，需要的第一营养成分就是脂类（不饱和脂肪酸）。据研究，大脑细胞由60%的不饱和脂肪酸和35%的蛋白质构成。

坚果含有的油脂虽多，却多以不饱和脂肪酸为主。另外，坚果类的食物中还含有15%~20%的优质蛋白质，其中含有的十几种重要的氨基酸是构成脑神经细胞的主要成分。坚果还含有对大脑神经细胞有益的维生素B_1、维生素B_2、维生素B_6、维生素E及钙、磷、铁、锌等营养素。因此，无论是对准妈妈，还是对胎儿，坚果都是补脑益智的佳品。如果怀孕前因为坚果脂肪含量高而对它敬而远之，那么，现在你应该重新认识：脂肪对于胎宝宝脑部的发育是很重要的，而且坚果不会让你饿得那么快。

* 核桃：补脑、健脑是核桃的首要功效。另外，核桃含有的磷脂具有增强细胞活力的作用，能够增强机体的抵抗力，还可以促进造血和伤口愈合。此外，核桃仁还具有镇咳平喘的作用。经历冬季的准妈妈可以把核桃作为首选的零食。

* 花生：花生的蛋白质含量高达30%左右，其营养价值可与鸡蛋、牛奶、瘦肉等媲美，而且易被人体吸收。花生皮还有补血的功效。

* 瓜子：多吃南瓜子可以防治肾结石病，西瓜子具有利肺、润肠、止血、健胃等功效，葵花子所含的不饱和脂肪酸能起到降低胆固醇的作用。

* 松子：松子含有丰富的维生素A、维生素E，以及人体必需的脂肪酸、油酸、亚油酸和亚麻酸。它具有防癌抗癌、益寿养颜、祛病强身的功效。

* 榛子：榛子含有不饱和脂肪酸，并富含磷、铁、钾等矿物质，以及维生素A、维生素B_1、维生素B_2、烟酸，经常吃可以明目健脑。

需要注意的是，坚果对准妈妈身体保养和胎儿发育虽然有诸多好处，但凡事要有度，过犹不及。

26.想象也是胎教的重要因素

胎宝宝还只是一个"小芽儿"。没有关系，你也可以想象一下他的模样。想象一下，他长得像谁？他的性格是什么样的？你希望他将来成为一个什么样的人？当那些想象中的画面——出现时，你身上的每一个细胞都会变得兴奋而充满活力。

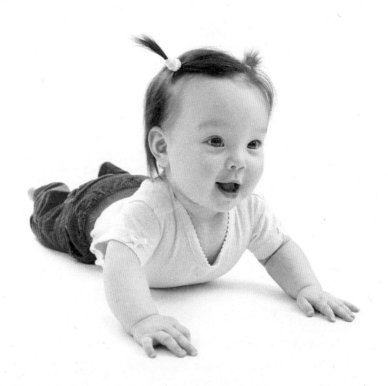

有些科学家认为，在母亲怀孕时，如果经常想象孩子的形象，在某种程度上会与将要出生的胎儿比较相似。因为母亲与胎儿在心理与生理上是相通的，孕妇的想象和意念是构成胎教的重要因素。母亲在构想胎儿形象时，会使情绪达到最佳状态，使体内具有美容作用的激素增多，使胎儿面部器官的结构组合及皮肤的发育良好，从而塑造出自己理想的胎儿。

27. 音乐胎教有讲究

要正确施行音乐胎教，达到调节身心、促进发育的目的，并避免损害胎儿的听力，建议你在进行音乐胎教的时候，参考以下建议：

声源距离

应选择在空间较大的环境中进行，注意不要离声源太近。也不要直接将音箱的扬声器放在腹壁上，胎儿在母体内一直都是漂移浮动的，如果准妈妈直接将音箱的扬声器放在腹壁上，此时胎儿若正好是耳道贴着母亲腹壁的话，声波就会直接进入母体内胎儿的耳道，幼嫩的耳道直接受到高频声音的刺激，极易导致其耳蜗及听觉神经损伤，引起听力障碍甚至耳聋。

音乐选择

应挑选节奏柔和、舒缓的轻音乐，像一些节奏起伏比较大的交响乐，尤其是摇滚乐、迪斯科舞曲等刺激性较强的音乐，都不适合准妈妈和胎儿听。应该特别禁止过于强烈、杂乱的音乐，这可能会引起胎儿体能消耗过大，使消化系统和神经系统受到损害。

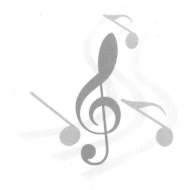

胎教时间

每次音乐胎教的持续时间以5~10分钟为宜，不要太久。

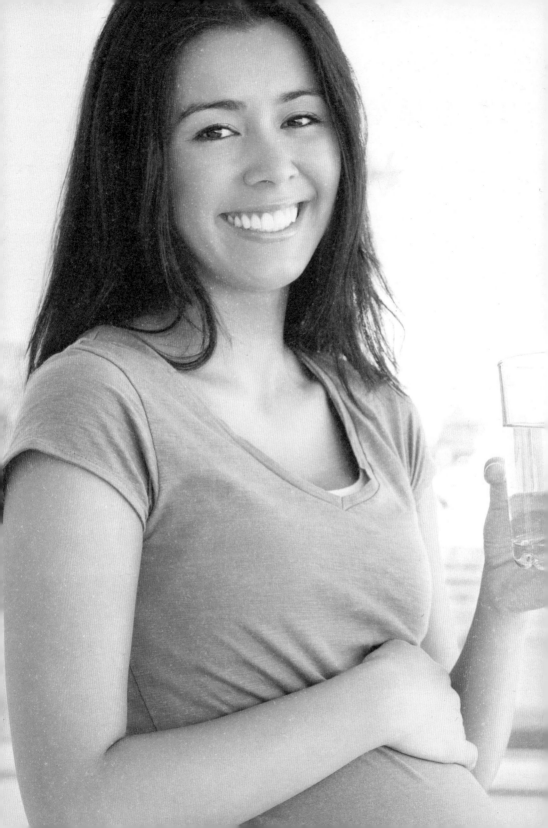

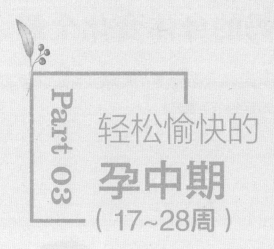

Part 03

轻松愉快的
孕中期
（17~28周）

度过了小心翼翼又辛苦的孕早期，准妈妈们终于迎来了轻松愉快的孕中期。在孕中期里，准妈妈们的身体和腹中胎儿继续发生变化，身体变得沉重，胎儿器官发育进入关键期，因此对营养的摄入和生活方式的要求变高，准妈妈们应该更加小心细致。

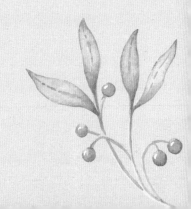

1.准妈妈的身体变化全解

在孕中期，准妈妈的身体比较稳定，早孕反应消失，体重增加变快，随着孕中期的发展，身体会逐渐变得沉重起来。

🐾 孕5月（17~20周）

准妈妈的体重增加2~5千克，下腹隆起明显，臀部也因脂肪的增多而显得圆润，子宫底在耻骨联合上缘的15~18厘米处。胎儿19周后，孕妈妈的子宫底每周会升高1厘米。乳腺发达，乳房膨胀明显，有些孕妈妈还能挤出透明、黏稠、颜色微白的液体。这个月子宫从盆腔移到腹腔，对膀胱的刺激减轻，尿频、尿急等现象基本消失。

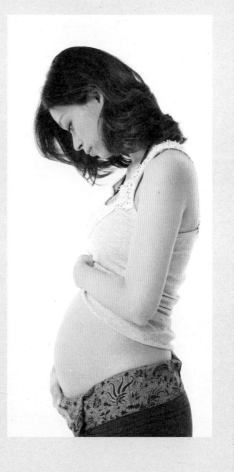

孕6月（21~24周）

准妈妈的身体越来越重，每周以250克的速度迅速增长。腰部开始明显变粗，子宫增大和加重使得脊椎骨向后仰，身体重心向前移，呈现出孕妈妈特有的状态。由于孕妈妈身体对这种变化的不习惯，所以很容易出现倾倒、疲劳等问题。子宫进一步增大，子宫底已高达肚脐部，孕妈妈能准确地摸到增大的子宫。乳房还在增大，乳腺功能发达，挤压乳房时会流出一些黏性很强的黄色稀薄乳汁。

孕7月（25~28周）

由于胎盘增大、胎儿的成长和羊水的增多，使孕妈妈体重迅速增加，每周可增加500克。肚子上、乳房上会出现一些暗红色的妊娠纹，从肚脐到下腹部的竖向条纹也更加明显。宫底上升到脐上1~2横指，子宫高度为24~26厘米。

由于新陈代谢时消耗的氧气量加大，孕妈妈的呼吸变得急促起来，在活动时容易气喘吁吁。胎儿日渐增大使孕妈妈的心脏负担逐渐加重，血压开始升高，心脏跳动次数由原来65~70次/分增加至80次/分以上，所以孕妈妈易出现相对性贫血。有些孕妈妈这时会感到眼睛不适，怕光、发干、发涩，这是比较典型的孕期反应，可以使用一些消除眼部疲劳、保持眼睛湿润的保健眼药水，以缓解不适。

2. 胎宝宝的发育全解

进入孕中期，胎盘已经形成，胎宝宝进入比较安全的阶段，活动变多，各种器官的发育进入关键阶段。

孕5月（17~20周）

胎长18~25厘米，胎重160~300克。耳朵的入口张开，牙床开始形成；头发、眉毛齐备；偏向两侧的眼睛开始向前集中。四肢的骨骼开始逐步硬化，肌肉也越来越结实。手指、脚趾长出指甲，并呈现出隆起。胎儿全身活动增加，有踢腿、屈身、伸腰、滚动及吸吮大拇指等活动。感觉器官进入成长的关键时期，大脑划分出嗅觉、味觉、听觉、视觉及触觉的专门区域；循环系统、尿道开始工作，肺发育得更强壮；生殖器已清晰可见，女婴的卵巢里现在大约有600万个卵，在她出生时卵的数目将逐渐减少到100万个，阴道也已发育成形；皮下脂肪开始沉积，皮肤变成半透明，但皮下血管仍清晰可见。

这时，胎宝宝运动量不是很大，动作也不激烈，但准妈妈已经可以感知到胎动，由于这时胎动不明显，就像鱼在游泳，跟平常肚子胀气、肠胃蠕动或饿肚子的感觉有点儿像，没有经验的孕妈妈通常分不清楚。此时胎动的位置比较靠近孕妈妈的肚脐眼。

孕6月（21~24周）

胎长25~28厘米，胎重300~800克。嘴唇、眉毛和眼睫毛清晰可见，恒牙的牙胚开始发育，皮肤薄而且有很多的小皱纹，外貌像出生时的小婴儿了。羊水增多，胎宝宝能自由地在子宫中活动，并会用脚踢子宫，羊水因此而发生震荡。大脑发育快速，味蕾开始发挥作用，胎宝宝变得有意识、有感觉；视网膜形成，具备了微弱的视觉；肺中的血管形成，呼吸系统正在快速建立；也能够听到声音了；汗腺也在形成；胎宝宝会咳嗽、打嗝和吞咽了，但还不能排便；胰腺及激素的分泌系统也开始发育；外生殖器已经形成，内生殖器(精巢和卵巢)也已形成，并各自开始分泌激素。

如果子宫收缩或受到外界压迫，胎宝宝就会猛踢子宫壁，把这种信息传递给妈妈。

孕7月（25~28周）

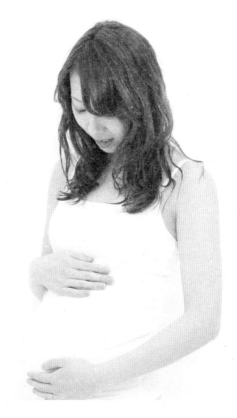

胎长28~38厘米，胎重800~1200克。满面皱纹酷似沧桑的老人，皮肤皱纹会逐渐减少，皮下脂肪仍然较少，有了明显的头发。胎宝宝的四肢已经相当灵活，可在羊水里自如地"游泳"，胎位不能完全固定，还可能出现胎位不正。男孩的阴囊明显，女孩的小阴唇、阴核已清楚地突起。脑组织开始出现皱缩样，大脑皮质已很发达，胎宝宝开始能分辨妈妈的声音，同时对外界的声音是否喜欢有所反应；感觉光线的视网膜已经形成；有了浅浅的呼吸和很微弱的吸吮力。这时候是胎宝宝大脑发育的高峰期，孕妈妈在此时别忘了多吃些健脑的食品，如核桃、芝麻、花生等。

孕妈妈腹部出现的阵发性跳动，不同于胎动，实际上就是胎儿在呃逆。每天1~5次不等，胎儿打嗝是正常现象，宝宝吞咽羊水，也是他在"练习"呼吸动作，不必担心。这时的宝宝几乎占满了整个子宫，随着空间越来越小，胎动也在减弱。

3.准妈妈的
上下班安全事宜

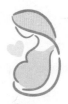

　　孕中期，不少妈妈依然坚持工作，如果一定要按时上班，最好比别人早一些出门，让自己从容一些，这样不必急匆匆地赶公交车或地铁，还可以避开上班的高峰人群。同时，一定要选择那些不太拥挤的公交车，免得总是提心吊胆地护着肚子里的宝宝。下班后，如果不方便提前离开单位，最好在办公室里逗留一会儿，避开下班高峰人群。在上下班过程中，准妈妈一定要注意安全。

孕中期可以骑自行车吗

　　一般人都认为准妈妈骑自行车危险，容易摔倒，其实不然，正因为怀有身孕，准妈妈骑车会更加小心谨慎，反而不易摔倒。骑自行车是一项有益的运动，孕中期适当地骑骑自行车是完全可以的。需要注意的是不要长距离地骑自行车，到了妊娠后期最好不要再骑了。

孕中期坐公交车和地铁要注意什么

　　公交车和地铁这两种交通工具既方便又经济，所以成为许多准妈妈的首选。那么，有什么要注意的吗？首先，最好能避开上下班乘车的高峰期，以免受到拥挤人流的挤压撞击；其次，车上人多时，应该主动向别人请求帮助，以免紧急刹车时失去平衡而摔倒；最后，尽量选择前面的座位，减少颠簸，下车时一定要等车到站停稳后再下。

　　如果上班的地方离家比较近，准妈妈可以每天步行上下班，不但可以呼吸新鲜空气，而且通过步行产生的适度疲劳有利于睡眠、调解情绪等。但是准妈妈需要注意的是，不要走得太快、太急，避免身体受到大的震动。

4.孕中期缓解 工作压力的小方法

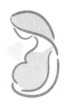

怀孕期间如果在办公室做一些简单的布置，就可以舒适地工作，每一点微小的变化都会给准妈妈带来一天的好心情。

* 穿舒适的鞋。
* 可以选择大小合适的准妈妈装。衣料的弹性比较大，方便坐下或站起。
* 把脚放舒服，可在办公桌底下放个鞋盒当作垫脚凳，并准备一双拖鞋。
* 向其他做过母亲的同事寻求帮助。
* 如果你的同事热心地照料你，你应愉快地接受。在你的人生旅途中，这是一个非常特殊的时期，所以不必感到害羞，坦然接受别人的帮助。
* 多喝水，在办公桌上准备一个大水杯，随时添满你的水杯。
* 如果想去洗手间，尽快去，别憋尿。
* 在电脑前工作的准妈妈易受腕管综合征的影响，最好将桌椅调整得尽可能舒适。
* 避免危险的工作场所。
* 自我减压，如果工作压力太大，尝试一些办法去缓解，如深呼吸、舒展肢体、做简短的散步等。

5. 游泳的最佳时期

孕中期是准妈妈进行游泳锻炼的最佳时间。国外研究发现，经常游泳的女性大多自然分娩。除了游泳，其他水中运动，如水中健身操等，对准妈妈也颇有益处。因为水的浮力可以帮助你支撑体重，水的阻力可以减少逐渐松弛的关节的损伤机会，减轻准妈妈的身体负担。同时，水的传导能力比空气好，这样，准妈妈就不必担心在水中运动而导致体温过度升高的问题了。

孕期游泳要注意以下事项

* 游泳池的水一定要干净合格，以免发生感染，不利于胎儿健康。
* 每次运动时间不宜超过半小时。运动量以活动时心跳每分钟不超过130次，运动后10分钟内能恢复到锻炼前的心率为限。
* 建议每周游泳一两次，每次500米左右即可。
* 孕前不会游泳的准妈妈，不宜在孕期去学习游泳。
* 阴道出血或者腹痛等先兆流产者不宜游泳。
* 为了安全起见，建议在咨询自己的妇产科医生后，再确定是否去游泳。

6.拍张珍贵的孕妇照吧

　　选择风和日丽的日子，让准爸爸陪你去拍摄一套纪念照吧，和你的婚纱照一样，这将成为最美丽的纪念。将来还可以拿给宝宝看，告诉他，妈妈当年怀他的时候是多么辛苦、多么幸福！

　　拍照最好提前预约，并且跟影楼协商好了，在自己拍摄的阶段没有其他的顾客，不然要等很久，体力上支撑不住。

　　在孕25~30周间拍照最好，太早了肚子还不太明显，太晚了肚形就不好看了。

　　拍摄环境可以选择在自己家里，这样就避免出门的麻烦了。也可以选择行人较少、拍摄环境好的户外。

　　外出拍摄时最好带上自己的安全化妆用品，避免使用影楼的化妆用品。如果自己有好看的准妈妈服可以带一两套，影楼提供的大同小异，没有特点。

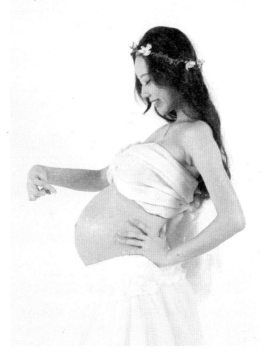

　　拍摄当天去影楼前要洗澡、剪指甲，并且在肚子上涂润肤油，这样肚子会好看一点儿。

　　注意拍摄时间不宜太长，也不宜设计"高难动作"，最主要的就是要突出你幸福的感觉。最好照几张与准爸爸在一起的温馨照片。

7. 孕中期要保证睡眠质量

准妈妈应调整好自己的睡眠时间，规律作息。没有规律的睡眠习惯，会影响胎儿的生长发育，严重时会导致生长发育停滞。准妈妈本人也会因大脑休息不足引起大脑过劳，使脑血管长时间处于紧张状态，出现头痛、失眠、烦躁等不适，有可能诱发妊高征。

养成良好的睡眠习惯

要养成良好的睡眠习惯，提升睡眠的质量，首先就要改掉半夜才入睡的不良习惯，建立身体生物钟的正常节律。每天晚上保证在11点之前进入睡眠。睡前用温热水浸泡双脚，喝一杯牛奶，都可以帮助准妈妈尽快入睡。

内分泌的变化会导致准妈妈频繁上厕所而造成睡眠质量下降。这时，千万不要因为不想起夜而不喝水。每天都应该保证8杯水的量，睡前的2个小时不喝水即可。此外，睡前不要喝咖啡、浓茶等易引起兴奋的饮料，不看刺激性强的图书或电视节目。

改正睡眠姿势

准妈妈的睡姿与母子健康关系密切。一般强调怀孕6个月以后不宜长时间仰卧或右侧卧，最合理的睡眠姿势是左侧卧位。在怀孕初期，准妈妈就可以考虑用左侧卧位姿势休息了。

妊娠期间，由于胎儿在母体内不断生长发育，子宫逐渐增大，到了妊娠晚期，腹腔大部分被子宫占据。如果仰卧睡觉，增大的子宫就会向后压在腹主动脉上，使子宫的供血量明显减少，影响胎儿生长发育；还可使肾脏血流量减少，肾小球滤过率下降，这对准妈妈的健康也很不利。此外，仰卧时增大的子宫还可压迫下肢静脉，使其血液回流受阻，引起下肢及外阴部水肿、静脉曲张；同时，由于回心血量减少，造成全身各器官的供血量减少，从而引起胸闷、头晕、恶心、呕吐、血压下降，医学上称为"仰卧位低血压综合征"。子宫还会压迫输尿管，使尿液排出不畅，让准妈妈易患肾盂肾炎。患有妊高征的准妈妈如果经常仰卧睡觉，还会加重病情。

准妈妈右侧卧位对胎儿发育也不利。因为怀孕后的子宫往往有不同程度的向右旋转，如果经常取右侧卧位，可使子宫进一步向右旋转，从而使营养子宫的血管受到牵拉，影响胎儿的血液供应，造成胎儿缺氧，不利于其生长发育。因此，准妈妈睡觉时取左侧卧位才最有利于母子健康。

营造良好的睡眠环境

营造绝佳的睡眠环境，将办公用品搬到另一个房间去，把明亮耀眼的聚光灯换成柔和的或可以调节的灯，选择透气性好的棉麻质床单和被套等。记得经常把卧具放在阳光下晾晒消毒，还要保持卧室的通风与采光。

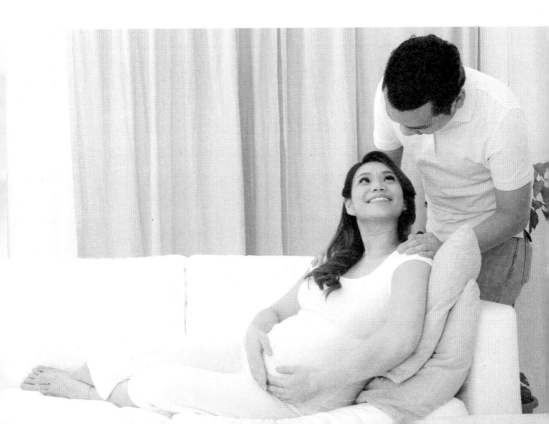

8. 职场准妈妈 要做好产假规划

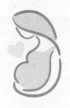

到孕27周，不少高龄准妈妈已经感觉行动困难，上下班不像以前那么顺畅了，因此开始规划着休产假。

准妈妈可以根据自身的具体情况来规划产假，请产假要把握六大重点：

家庭经济方面

如果是双薪家庭，突然失去部分收入，又增加了宝宝的开销，能负担得起吗？有没有买房、买车的贷款压力？

职场竞争方面

产假休得越久，对工作越感到生疏，回到职场出现的落差就越明显，你是否有能力弥补这一落差？如果不能，你又有什么解决方案？

公司运营方面

公司运营状态如何，对员工的各种福利待遇会有所不同，所以这也是考虑请产假时需谨慎拿捏的一个重点。

情绪管理方面

身兼二职，既要照顾家，又要在职场上打拼，本已身心俱疲，但当宝宝闹情绪时，你是否有足够的把握来面对？

家庭支持方面

你的爱人、父母、公婆对你请产假的态度如何？

亲子关系

除了你自己之外，有无合适的人选照顾宝宝？交给保姆放心吗？为了工作，肯定要失去许多与宝贝相处的快乐时光，你能舍得吗？

9.孕期补铁
很重要

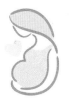

孕中期的准妈妈经常会感到头晕乏力，特别是蹲下后站起来时真是天旋地转，这是缺铁性贫血造成的，需要补铁。

功效分析

铁是构成血红蛋白和肌红蛋白的原料，参与氧的运输，在红细胞生长发育过程中构成细胞色素和含铁酶，参与能量代谢。孕周越长，胎宝宝发育越完全，需要的铁就越多。适时补铁还可以改善准妈妈的贫血症状，进而改善身体、精神等各方面的状况。

缺乏警示

孕期缺铁会导致准妈妈患缺铁性贫血，影响身体免疫力，使准妈妈自觉头晕乏力、心慌气短，很可能会引起胎儿宫内缺氧，干扰胚胎的正常分化、发育和器官的形成，使之生长发育迟缓，甚至造成婴儿出生后贫血及智力发育障碍等。

每日剂量

怀孕期间，铁的摄入量要达到孕前的两倍：孕早期每日摄入量为15~20毫克，孕晚期每日摄入量为35毫克。

最佳食物来源

食物中的铁可以分为血红素铁和非血红素铁两大类。血红素铁主要存在于动物性食品中，如动物肝脏、肉类和鱼类。这种铁能够与血红蛋白直接结合，生物利用率很高。非血红素铁主要存在于植物性食品中，如深绿色蔬菜、木耳、黑米等，它必须经胃酸分解还原成亚铁离子才能被人体吸收，因此生物利用率低。

10. 准妈妈 如何科学补钙

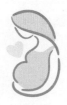

孕期需补钙已基本成为准妈妈的一个常识，不过何时补钙、怎么补、通过什么方式补，大多数准妈妈并不是很清楚。

功效解析

钙是构成牙齿和骨骼的重要物质，99%存在于骨骼和牙齿中，用以形成和强健牙齿、骨骼。钙离子是血液保持一定凝固性的必要因子之一，也是体内许多重要酶的激活剂。

钙可以被人体各个部分利用，能够维持神经肌肉的正常张力，维持心脏跳动，并维持免疫系统的功能。钙还能调节细胞膜与毛细血管的通透性。

缺乏警示

准妈妈如果缺乏钙，很可能会影响胎宝宝的骨骼发育；严重时，产后易出现腰痛等不适，同时易患骨质疏松症，进而导致软骨症等，严重危害产妇的健康。缺钙还会导致准妈妈对各种刺激变得敏感，容易情绪激动、烦躁不安，对胎教也很不利。

准妈妈缺钙，会对胎儿产生种种不利影响，如智力发育缓慢，易患先天性佝偻病。宝宝出生时体重过轻，颅骨因缺少钙元素而钙化不好，前囟门可能长时间不能闭合。

每日剂量

随着胎宝宝的成长，准妈妈对钙的需求量也不断增多。孕早期，建议每天补充钙元素800毫克；到了孕中期，每天要补充1000毫克钙元素；孕晚期，每天要补充1200毫克钙元素。当然，也要注意补充之后的吸收情况，不是每个补钙的孕妇都不缺钙，如果只是补了但不吸收，就要更换所补钙元素的品牌。

最佳食物来源

鲜奶、酸奶及各种奶制品是补钙的最佳食品，当中既含有丰富的钙元素，又有较高的吸收率。虾米、虾皮、小鱼、脆骨、蛋黄、豆类及豆制品也是钙的良好来源。深绿色蔬菜，如菠菜、芹菜、油菜、韭菜也含有钙，但因为含有草酸，人体难以吸收，所以并非补钙合适的食物来源。

注意事项

含钙高的食物要避免和草酸含量高的食物，如菠菜、红薯叶、苦瓜、芹菜等一同烹饪，以免影响钙元素的吸收。

补钙的同时还要注意补充磷，含磷丰富的食物有海带、虾、鱼类等，另外蛋黄、肉松、动物肝脏等也含有丰富的磷。

准妈妈平时要多晒太阳，这样就能得到充足的维生素D，促进钙的吸收。

虽然孕期补钙非常重要，但也要适量。准妈妈如大量服用钙片，胎宝宝易得高血钙症，会影响新生儿的体格和容貌。

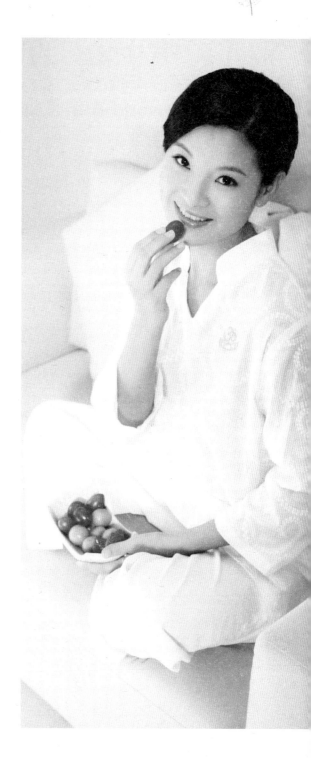

11. 维生素C的科学补充

爱美的女性都知道这句口号——"多C多漂亮"，不过，维生素C对于准妈妈的意义可不仅仅是带来漂亮那么简单。

维生素C的作用

维生素C是一种水溶性维生素，为人体所必需，由于它具有防治坏血病的功效，因而又被称为抗坏血酸。维生素C对酶系统具有保护、调节、促进和催化的作用。

维生素C可以提高白细胞的吞噬能力，从而增强人体的免疫能力，有利于组织创伤更快愈合。

维生素C还能促进淋巴细胞的生成，提高机体对外来和恶变细胞的识别和灭杀能力。它还参与免疫球蛋白的合成，保护细胞，保护肝脏，具有解毒的作用。

维生素C能保证细胞的完整性和代谢的正常进行，提高铁、钙和叶酸的利用率，促进铁的吸收，对改善缺铁性贫血有辅助作用，可加强脂肪和胆固醇的代谢，预防心血管硬化和动脉硬化。

维生素C能促进牙齿和骨骼生长，防止牙龈出血，还能增强机体对外界环境的应激能力。

维生素C对胎儿骨骼和牙齿发育、造血系统的健全和机体抵抗力的增强有促进作用。

缺乏维生素C的危害

维生素C缺乏会影响胶原的合成，使创伤愈合延缓，毛细血管壁脆弱，引起不同程度的出血。如果准妈妈体内严重缺乏维生素C，可使准妈妈患维生素C缺乏症，还会引起胎膜早破，增加新生儿的死亡率，且容易引起新生儿低体重、早产。

孕期每日摄取量

维生素C是人体需要量最多的一种维生素，成人每日供给80~90毫克就能够满足需要，准妈妈在此基础上需要再增加20~40毫克。孕早期每日宜摄入100毫克，孕中期和孕晚期每日均为130毫克。

这样补充维生素C

人体自身不能合成维生素C，必须从膳食中获取。维生素C主要存在于新鲜的蔬菜和水果中，水果以酸枣、猕猴桃等含量较高；蔬菜以番茄、辣椒、豆芽含量较高。蔬菜中的维生素C，叶部比茎部含量高，新叶比老叶含量高。

维生素C是水溶性物质，易被氧化破坏，过热、遇碱性、长时间暴露在空气中都会破坏维生素C，因此，在烹调过程中，应尽量缩短洗煮的时间，避免大火煎炒，以防维生素C流失。

12. 维生素D的科学补充

高龄准妈妈阿枝在四十岁左右才怀上第一胎，所以阿枝特别小心，自打怀孕起就大门不出、二门不迈，产检时却被医生告知缺钙，要适当补充维生素D。

维生素D的作用

维生素D是一种脂溶性维生素，它又被称为阳光维生素，适度接受太阳光照射便不会缺乏维生素D。维生素D可以促进维生素A的吸收，预防更年期骨质疏松、钙元素流失，具有抗佝偻病的作用；可以促进小肠对钙、磷的吸收，调节钙和磷的正常代谢，维持血液中钙和磷的正常浓度；可以促进人体生长和骨骼钙化，促进牙齿健康；还可以防止氨基酸通过肾脏流失。

缺乏维生素D的危害

缺乏维生素D时，准妈妈有可能出现骨质软化。一旦出现骨质软化，骨盆是最先发病的部位，首先出现髋关节疼痛，然后蔓延到脊柱、胸骨、腿及其他部位，严重时会发生脊柱畸形，甚至还会出现骨盆畸形，影响准妈妈的自然分娩。

准妈妈缺乏维生素D还会导致胎儿骨骼钙化不良，影响牙齿萌出，甚至会导致先天性佝偻病。

孕期每日摄取量

维生素D的推荐摄入量为孕初期每日5微克，孕中期和孕晚期每日10微克，孕期维生素D的最高摄入量为每日20微克。

这样补充维生素D

鱼肝油是维生素D的最佳来源。通常，天然食物中维生素D含量较低，含脂肪高的海鱼、动物肝脏、蛋黄、奶油等相对较多，瘦肉和奶中含量较少。

维生素D可通过晒太阳和食用富含维生素D的食物等途径来补充。准妈妈最好每天进行1~2小时的户外活动，通过照射阳光补充维生素D。

13. 锌的摄入量宜提高

　　孕中期的准妈妈锌的需求量与之前相比提高了50%，因此，饮食中锌的摄入量也应该有所提高。

缺锌的危害

　　在孕中期，如果准妈妈缺锌，就容易患感冒、肺炎、支气管炎及腹泻等多种疾病，并且孕早期的食欲不振现象也会持续，还会影响到准妈妈的消化和吸收功能，使其免疫力下降。此外，如果准妈妈体内锌的含量非常低的话，则易出现流产或死胎等严重后果。准妈妈缺锌还可以导致胎宝宝生长发育受限，免疫力下降，甚至先天畸形或严重地影响胎宝宝后天的智力发育及记忆力的提高，以及宝宝出生后身材矮小、体重不增、毛发稀少枯黄、皮肤粗糙、味觉功能异常，出现拒食或异食症（如吃泥土或火柴棍、纸张、烟头、沙粒等）等。

多食含锌丰富的食物

　　中国营养学会建议，准妈妈每日锌的摄入量为20毫克。锌的来源完全由食物提供。因此，准妈妈在日常饮食中一定要多吃一些含锌量多的食物，如苹果、蘑菇、洋葱、香蕉、圆白菜、生蚝、牡蛎、动物肝脏、口蘑、黑芝麻及各种坚果等。但需要注意的是，补锌也不要过量。

14. 多吃豆类，
健脑益智

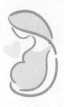

　　有的准妈妈不习惯吃豆类和豆制品，无法供给胎宝宝足够的健脑营养素。豆类是重要的健脑食品，如果准妈妈能多吃些豆类食品，将对胎宝宝十分有益。

　　● 大豆：大豆是很好的健脑食品。从下面几点我们就可以看出大豆的健脑作用：含有相当多的氨基酸和钙，正好弥补米、面中的营养不足。谷氨酸、天冬氨酸、赖氨酸、精氨酸在大豆中的含量分别是米中的6倍、6倍、12倍、10倍，而这些营养物质都是脑部发育所需的重要营养物质。

　　大豆中的蛋白质含量占40%，不仅含量丰富，而且是适合人体智力活动需要的植物蛋白。大豆脂肪含量也很高，约占20%，在这些脂肪中，油酸、亚油酸、亚麻酸等优质聚不饱和脂肪酸又占8%以上，而不饱和脂肪酸是大脑发育所必需的营养素之一。

　　● 黑豆：与大豆相比，黑豆的健脑作用更明显。黑豆皮为黑色，含有花青素，能增强大脑功能。此外，黑豆还富含蛋黄素，更可强化脑细胞的功能，起到健脑益智的作用。

　　● 豆浆：豆乳中亚油酸、亚麻酸、油酸等聚不饱和脂肪酸的含量都相当多，是十分理想的健脑食品。准妈妈应经常喝豆浆，或者与牛奶交替饮用。

　　● 豆豉：豆制品中，营养最丰富的是发酵大豆，也叫豆豉，含有丰富的维生素B_2，其含量比一般大豆高约1倍。维生素B_2在谷氨酸代谢中起着非常重要的作用，而谷氨酸是脑部的重要营养物质。因此，多吃豆豉对提高记忆力有益。

　　● 豆腐：豆腐是豆制品的一种，其蛋白质含量占35.3%、脂肪含量占19%。因此，豆腐是很好的健脑食品。豆腐干、豆腐片(丝)、卤豆腐干等都是健脑食品，准妈妈可以适当地搭配食用。

15.高龄准妈妈的 饮食"四少"原则

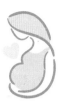

在给高龄准妈妈准备饮食时，尤其要坚持"四少"原则，即少盐、少油、少糖、少辛辣刺激。

❀ 少盐

准妈妈食用的菜和汤中要少放盐和酱油，同时，也要少吃用盐腌制的食品，每日用盐量不要超过6克。盐摄入过多，会增加肾脏负担，引发妊娠水肿和原发性高血压等症。

❀ 少油

烹调时多用油，虽然可以让口感更好，但会让食物不容易消化，使准妈妈产生腹胀或便秘等问题。所以，烹调时应控制放油量，每日烹调用油量不要超过20克。

❀ 少糖

准妈妈的饮食中不宜多加糖，一方面是由于多加糖会导致饭后血糖升高，容易引发妊娠期糖尿病；另一方面，准妈妈由于孕期缺钙，高糖容易引起龋齿等牙齿损伤。

❀ 少辛辣刺激

红干椒、芥末等辛辣刺激性调味料要尽量少用，它们容易刺激肠胃，引起腹泻等肠胃不适症状。

16. 控制体重，
饮食调节很重要

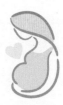

实践证明，胎儿出生时的体重与准妈妈孕前体重及妊娠期体重增长成正比，前者高，后者就高；前者低，后者也低。因此，可以通过准妈妈体重增长情况来估计胎儿的大小以及评估准妈妈的营养摄入是否合理。

一般来讲，如果准妈妈孕期体重增长过多，就提示准妈妈肥胖和胎儿生长过快（水肿等异常情况除外）；如果体重增长过少，胎儿则可能发育不良。胎儿体重超过4千克（巨大儿）时，分娩困难及产妇产后患病的概率就会增加。如果胎儿体重过低，其各脏器的功能和智力都可能受到影响。事实证明，胎儿出生时的适宜体重为3~3.5千克，准妈妈整个孕期体重增长平均为12.5千克为宜（孕前体重过低者可增加15千克，孕前超重者应增加10千克）。

准妈妈肥胖可导致分娩巨大胎儿，并造成妊娠期糖尿病、妊娠期高血压、剖宫产、产后出血情况增多等，因此，妊娠期一定要合理膳食，均衡营养，不可暴饮暴食，注意防止肥胖。肥胖的准妈妈，不能通过药物来减肥，可在医生的指导下，通过调节饮食来控制体重。

肥胖的准妈妈饮食要注意下面几点：

◆ 养成良好的饮食习惯

肥胖准妈妈要注意规律饮食，按时进餐。不要选择饼干、糖果、瓜子仁、油炸马铃薯片等热量高的食物做零食。睡前不宜进食。

◆ 控制进食量和进食种类

主要控制糖类食物和脂肪含量高的食物，米饭、面食等粮食均不宜超过每日标准供给量。动物性食物中可多选择脂肪含量相对较低的鸡、鱼、虾、蛋、奶，少选择含脂肪量相对较高的猪肉、牛肉、羊肉，并可适当增加一些豆类，既可以保证蛋白质的供给，又能控制脂肪量。少吃油炸食物、坚果、植物种子类食物，这类食物脂肪含量也较高。

◆ 多吃蔬菜和水果

主食和脂肪进食量减少后，往往饥饿感会较强烈，准妈妈可多吃蔬菜和水果，但注意要选择含糖分少的水果，这样既可缓解饥饿感，又可增加维生素和有机物的摄入。

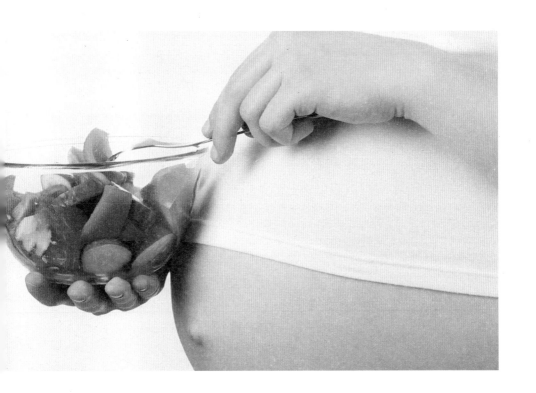

17. 外出就餐，三注意

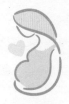

我们不提倡准妈妈外出就餐，但有时候，准妈妈不得不在外面就餐，这时就需要注意以下三种问题：

注意种类搭配

为了摄取均衡的营养素，最好选择多种菜肴的套餐，并尽可能选择蔬菜多的套餐。

尽量选用中餐

与中餐相比，西餐常用黄油或奶油，热量过高。因此，准妈妈外出就餐时选择中餐比较好，但注意避免盐分较多的菜肴。

避免食用西式快餐

有些准妈妈为了节省时间，外出就餐的时候喜欢吃快餐。汉堡、比萨、鸡排等西式快餐，不仅热量高，而且营养价值低。同时，食用西式快餐的时候，往往一顿饭就吃下了两顿的量，还会给准妈妈的胃造成负担。

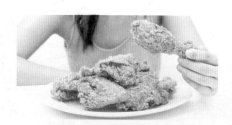

18. 挑食准妈妈的 饮食替代方案

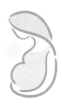

有些准妈妈可能会挑食，比如不爱吃蔬菜或者不爱吃蛋等，这时要想办法采取相应的替代方案以平衡营养。

不爱吃蔬菜的准妈妈的饮食替代方案

蔬菜中含有多种人体必需的营养物质，不爱吃蔬菜的准妈妈可能会缺乏各种维生素、纤维素及微量元素。建议这类准妈妈在日常饮食中适当增加以下食物的摄入量，以补充易缺乏的营养。

日常饮食中多吃富含维生素C的食物。蔬菜富含维生素C，不爱吃蔬菜的准妈妈可在两餐之间多吃一些富含维生素C的水果，如橙子、草莓、猕猴桃等，也可以榨成新鲜的果汁食用。

早餐增加一份燕麦。燕麦富含铁、B族维生素及纤维素，可将其加在早餐的牛奶里。此外，也可吃些全谷物粮食及坚果。

不爱吃蛋的准妈妈的饮食替代方案

蛋类，比如鸡蛋、鸭蛋、鹅蛋、鸽子蛋、鹌鹑蛋等，是优质蛋白质（氨基酸组合良好）的来源，其生物利用率很高。蛋中的脂肪绝大部分存储于蛋黄中，而且分散成小颗粒，很容易被吸收。蛋黄中还含有丰富的钙、铁、维生素A、维生素B_1、维生素B_2、维生素D及磷质等。不爱吃蛋的准妈妈可能会缺乏以上营养元素。因此，在日常饮食中尤其要注意补充这类易缺的营养素。

喝点醋蛋口服液。不喜欢吃蛋的准妈妈可食用蛋的替代品，如醋蛋口服液。

19. 胎宝宝的体操，
抚摸和拍打

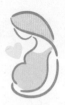

　　此时，胎宝宝已经有敏锐的触觉了，准妈妈和准爸爸可以通过抚摸和拍打，帮助胎宝宝做体操运动，每天1~2次，每次5~10分钟。经过抚摸、拍打锻炼的胎宝宝出生后，动作敏捷灵活，如翻身、坐、爬、站、走及动手能力都比未经过锻炼的小孩发育得早一些，而且体格健壮、手脚灵敏、动作协调。

抚摸胎宝宝

　　准妈妈倚靠在床上或坐在沙发上，全身放松，用手捧着腹部，从上而下，从左到右，反复轻轻抚摸，然后再用一个手指反复轻压。

　　刚进入第4个月时，大多数准妈妈还感觉不到胎动。当能感觉到胎动后，在抚摸时，应注意胎宝宝的反应。如果胎宝宝对抚摸刺激不高兴，就会出现躁动或用力蹬踢，准妈妈应立即停止抚摸。如果胎宝宝轻轻地蠕动，则表示胎宝宝感到很舒服。抚摸胎教每次进行5~10分钟。

在抚摸的基础上轻拍

　　怀孕4个月后，准妈妈可在抚摸的基础上轻拍腹部。轻拍时平卧在床上，放松腹部，先用手在腹部从左往右、从上往下来回地抚摸，再轻柔地做按压和拍打的动作，给予胎宝宝触觉上的刺激。通常坚持几周，胎宝宝就会出现手脚转动、身体轻轻扭动等反应。开始时每次轻拍5分钟，待胎宝宝有反应后可每次进行5~10分钟。拍打的动作一定要温柔，同时注意胎宝宝的反应。

　　需要注意的是，有流产、早产迹象者，不宜进行抚摸、拍打胎教，要根据自己的具体情况进行，千万不能教条化处理。

20.睡前进行
踢肚子小游戏

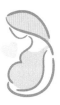

准妈妈与胎宝宝的互动游戏，让胎宝宝在潜意识里感知到准妈妈对他的关注，同时，动作训练可以刺激胎宝宝的运动积极性和动作灵敏性。

当胎宝宝踢准妈妈的肚皮时，准妈妈应迅速反应，轻轻拍打一下被踢的部位，然后静静地等待小家伙再踢。一般在一两分钟后，胎宝宝会再踢，这时再轻拍几下。

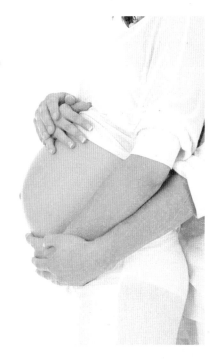

这样反复几次后，停下来。准妈妈可试着改变拍的地方，神奇的是，胎宝宝会向改变的地方再踢，此时要注意改拍的位置离原胎动的位置不要太远。

为提高踢肚子游戏的趣味性，准爸爸也可以加入进来，在胎宝宝积极地踢准妈妈的肚皮时，准爸爸也轻拍一下，并对他说："小宝宝，猜猜哪只手是爸爸的？"注意，这种亲子游戏最好在每晚临睡前进行，此时胎儿的活动最多。游戏的时间不宜过长，一般每次10分钟即可，以免胎儿过于兴奋。

同样，如果准妈妈有不规则子宫收缩、腹痛、先兆流产或先兆早产的情形，不宜进行抚摸胎教，以免发生意外。如果曾有过流产、早产、产前出血等不良产史，也不宜进行抚摸胎教，可用其他胎教替代。

21. 给宝宝讲故事，怎么讲

给胎宝宝讲故事是一项不可缺少的胎教内容。在讲故事时，准妈妈可以把胎宝宝当成一个大孩子，娓娓动听地述说，亲切的语言将通过语言神经的振动传递给胎宝宝。准妈妈可以用下面的方式给胎宝宝讲故事。

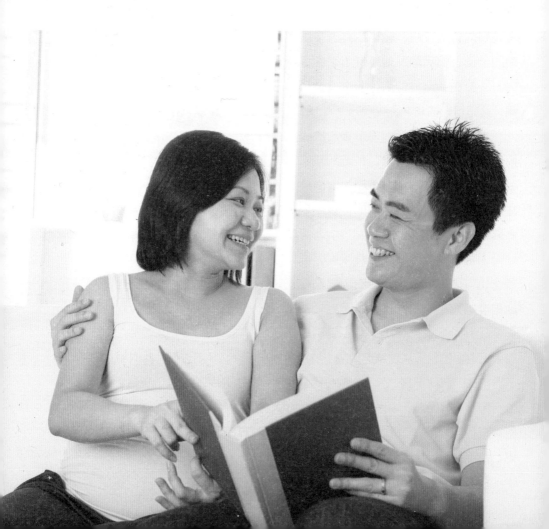

选好故事书

幼儿画册是较为合适的胎教书，书中色彩丰富，富于幻想，语言也多为幼儿语言，能唤起准妈妈的幻想，给准妈妈幸福感和希望。

充满感情地讲

讲故事时，准妈妈应精力集中、吐字清晰、声调缓和、绘声绘色地讲。情绪的积极与否，胎宝宝是能感觉到的。

准妈妈要充满感情地朗读，因为胎宝宝真的在听，在用心地感受。准妈妈在朗读的同时，可以让故事内容在自己的头脑里形成一个个具体的形象，以便更加具体地传递给胎宝宝。也就是说，故事必须是经过准妈妈的大脑，不一定照原文念，胎宝宝听到的，是你理解了的，这样你才能把故事形象地传输给他。

讲你感兴趣或擅长的

准妈妈还可以给胎宝宝讲生活中一切的事物：看见小草发芽，就讲春天；看见叶子落了，就讲秋天；吃水果的时候，就讲一个苹果的故事；想起自己童年的趣事儿，也可以讲给他听……在现实生活中，越熟悉的事物你讲起来会越轻松，越容易带有感情色彩。

剔除不美好的部分

我们熟悉的《白雪公主》《小红帽》等有暴力内容的故事不适合作为胎教读物，但即使同样一个故事，也会有不同的版本。准妈妈可以把残酷和恐怖的场面删掉，让没有丝毫心理防备的胎宝宝不会感到恐惧，否则会给他的健康发育带来不好的影响。

22. 和宝宝聊天，怎么聊

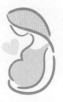

准妈妈或家人用文明礼貌、富有哲理的话有目的地和腹中胎儿讲话，给胎儿期的大脑皮质输入最初的语言印记，为后天的学习打下基础，称为语言胎教。医学研究表明，父母经常与胎儿对话能促进婴儿出生以后语言方面的良好发展。如果不先天给胎儿的大脑输入优良的信息，即便性能再好，也只会是一部没有储存软件的"电脑"，胎儿会感到空虚。准父母可以用下面的方式对宝宝进行语言胎教。

准妈妈要给宝宝讲述一天的生活

准妈妈对腹中的宝宝讲述一天的生活，从早晨醒来到晚上睡觉，自己和家人做了些什么、想了些什么，都讲给宝宝听。这既是语言胎教的常识内容，又是巩固母子感情、培养孩子对母亲的信赖感及对外界感受力和思维能力的好方法。在把思考转变为语言的过程中，准妈妈的思维印象变得更加鲜明，腹中的宝宝就会逐渐地接受这些信息。

准妈妈在早晨起床时，可以对胎宝宝说："早上好，我的宝贝！让我们一起度过美好的一天吧！"打开窗户时说："你看，大阳升起来啦！真是个好天气！"或者是："今天下雨啦！""天上飘雪花啦！"给宝宝描述风雨声、气温高低或风力大小。

准妈妈在洗漱时，可以告诉宝宝怎样把脸洗干净、怎样刷牙、怎样梳洗打扮。然后，继续告诉宝宝起床后要喝一杯温开水，早晨要去散步，早餐一定要丰盛，给宝宝介绍上班路上看到的高楼、绿树、汽车、行人等。只要准妈妈细心观察周围的事物，以快乐之心去感受生活的美好，并把这种美好的感受带给宝宝，必然会对宝宝有非常好的影响。

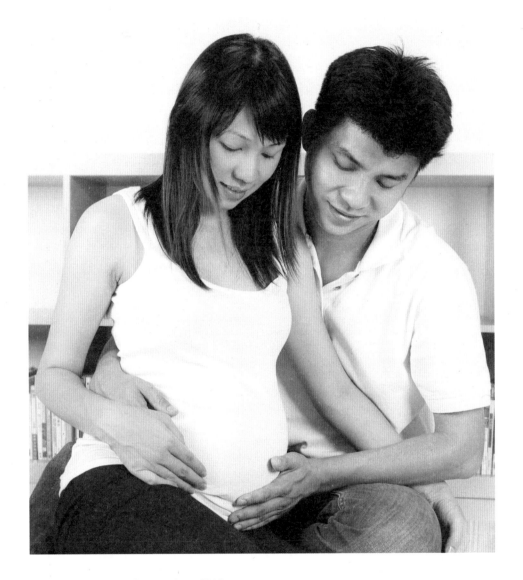

准爸爸要多对孩子说话

从孕5月开始，准爸爸应坚持对腹中的胎儿讲话，用平静轻松的语调慢慢道来。目的是让胎宝宝熟悉爸爸的声音，唤起胎宝宝积极的反应，有益于胎宝宝的智力发育和情绪稳定。

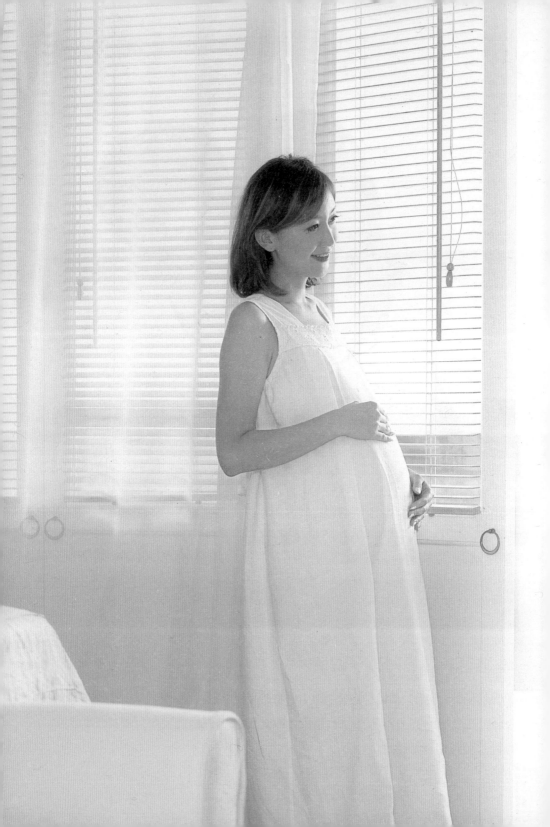

Part 04

疲劳但期待的

孕晚期
（29~40周）

　　恭喜准妈妈们终于进入怀孕的最后阶段——孕晚期。在这个阶段，准妈妈们的身体负荷变得更重，这时的许多活动都会受到限制，准妈妈们要注意做好产检，控制体重，调节饮食，放松心情，同时，一些和生产有关的准备也可以开始进行了。把怀孕的最后一个阶段也做好，高龄准妈妈们才能安全地生下健康的宝宝。

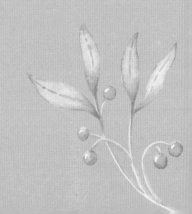

1. 准妈妈的身体变化全解

准妈妈的身体在孕晚期继续发生着变化，体重增加，腰酸背痛的现象极易出现，尿频、呼吸困难等反应也相对增加，直到迎来分娩的时刻。

孕8月（29~32周）

本月胎宝宝生长速度很快，孕妈妈的体重会增加1300~1800克，每周体重会增加250~500克，若超过500克就应引起注意，防止体重过高。阴道分泌物增多。随着子宫的增大，胎头下降至盆腔，会再次压迫到膀胱，导致尿频、尿急症状的出现。

子宫的增大使得腹腔器官也受到压迫，肠胃的消化吸收功能受到影响，出现胀气、便秘等不适。由于激素的作用，乳腺管增多，乳房高高隆起，乳头周围、下腹、外阴部的颜色日渐加深。

乳房、腹部及大腿的皮肤还可能出现更多的妊娠纹。受孕激素的影响，孕妈妈的骨盆、关节、韧带均出现松弛，耻骨联合可呈轻度分离。此时，孕妈妈极易出现腰酸背痛等现象。子宫的增大和氧气需求量的增加，使得孕妈妈呼吸量增加，多使用胸腔呼吸，甚至借助肩来协助呼吸，以保证足够的呼吸量。

妊娠纹、妊娠斑明显增多，妊娠斑多出现在颜面部位，如耳朵、口周、额头等处，妊娠纹则多出现在腹部和腿部。

☺ 孕9月（33~36周）

　　准妈妈的体重继续增加。胎头下降，压迫膀胱，导致孕妈妈的尿频现象加重，经常有尿意。由于孕妈妈活动减少，胃肠的蠕动也相对减少，食物残渣在肠内停留时间长，就会造成便秘，甚至引起痔疮。此时孕妈妈的手脚、腿等都会出现水肿，因此，要注意水的摄入量。

　　水肿情况严重的孕妈妈，要及时到医院看医生。

　　孕妈妈常常感到喘不过气来，到了36周的时候，孕妈妈前一阵子的呼吸困难在本阶段开始缓解。

　　胃口变得不好，因为到了孕晚期，子宫膨大，压迫了胃，使胃的容量变小，吃一点儿就感觉饱了。到了这个阶段，宫缩已经开始了，有些孕妈妈刚开始时还没感觉，只有用手去摸肚子时才会感受到宫缩。孕晚期时，这种无效宫缩会经常出现，且频率越来越高。

☺ 孕10月（37~40周）

　　准妈妈的体重达到高峰期。

　　阴道分泌物增多；常会尿急或觉得尿不干净；便秘会变得明显；有更多乳汁从乳头溢出；子宫下降，对胃的压迫减轻，呼吸变得较轻松。这时有不规则的阵痛、水肿、静脉曲张等感觉，在分娩前更加明显。

2. 胎宝宝的发育全解

孕晚期，胎宝宝的生长速度变快，胎动减少，幅度也减弱，各种器官逐渐发育完全，直到做好来到这个世界的准备。

孕8月（29~32周）

胎长约44厘米，胎重1500~2000克。此时，胎儿的视觉系统发育完善，眼睛时开时闭，能看到子宫里的景象，能区分光亮与黑暗，能跟踪光源。听觉系统也发育完成，对声音开始有所反应。皮肤的触觉已发育完全，已经长出一头的胎发。身体和四肢还在继续长大，直至头部与身体的比例协调。身体内各个器官继续发育完善，生殖器发育接近成熟，肺、胃肠功能也接近成熟，已具备呼吸和分泌消化液的能力。胎宝宝有吞咽羊水的动作，喝进去的羊水会经过膀胱排泄在羊水中，参与羊水的构成，同时为出生后的小便功能进行锻炼。

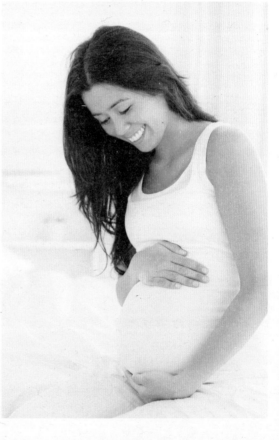

胎儿的增大使得子宫内活动空间变小，因此胎动次数有所减少，动作的幅度也会减弱。

孕9月（33~36周）

胎长46~50厘米，胎重2 000~2 800克。35周时，胎儿的听力已充分发育，对外界的声音已有反应，而且能够表现出喜欢或厌烦的表情。此时胎儿身体呈圆形，皮下脂肪较为丰富，皮肤的皱纹、毳毛都相对减少。皮肤呈淡红色，指甲长到指尖部位。到了36周，手肘、双脚和头部可能会清楚地在孕妈妈的腹部突现出来。男宝宝的睾丸已经降至阴囊中，女孩的大阴唇已隆起，左右紧贴在一起，性器官、内脏已发育齐全。

第33周，胎儿的呼吸系统、消化系统已经成熟。孕34周，宝宝的中枢神经系统正在发育，肺部已经发育得很成熟了。宝宝的脂肪层正在变厚，这些脂肪层在宝宝出生后会帮助他保持体温。第35周，胎儿肺部发育已基本完成，存活的可能性为99%。到了第36周，两个肾脏已发育完全，肝脏也已能够处理一些代谢废物。第34周，胎儿已经为分娩做好了准备，将身体转为头位，即头朝下的姿势，头部已经进入骨盆。第35周，胎动每12小时在30次左右为正常，如果胎动过少（少于20次，预示胎儿可能缺氧，少于10次胎儿有生命危险）。

孕10月（37~40周）

胎长约51厘米，胎重3 000~3 500克。第37周时，胎儿会自动转向光源，这叫作"向光反应"。胎儿的感觉器官和神经系统可对母体内外的各种刺激做出反应，能敏锐地感知母亲的思考，并感知母亲的心情、情绪及对自己的态度。此时，手脚的肌肉已发育，骨骼已变硬，头发已长达3~4厘米。身体各部分器官已发育完成，其中，肺部是最后一个成熟的器官，在宝宝出生后几个小时内才能建立起正常的呼吸模式。

胎儿安静了许多，不太爱活动了。这是因为到这时胎儿的头部已固定在骨盆中。胎儿的头在妈妈的骨盆腔内摇摆，周围有骨盆的骨架保护着。

3.孕晚期活动的 正确方法

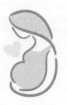

进入孕晚期，准妈妈的身材越来越臃肿，活动也比较困难，因此，要注意掌握以下安全细则。

◆ 准妈妈正确的站立姿势

站立时，准妈妈应选择舒适的姿势。比如，收缩臀部，就会体会到腹腔肌肉支撑脊椎的感觉。需要长时间站立的准妈妈，为促进血液循环，可尝试把重心从脚趾移到脚跟，从一条腿移到另一条腿。

◆ 准妈妈徒步行走的正确方法

徒步行走对准妈妈很有益，可增强腿部肌肉的紧张度，预防静脉曲张，还可强壮腹腔肌肉。一旦准妈妈行走时感觉疲劳，就应马上停下来，找身边最近的凳子坐下休息5~10分钟。走路时，准妈妈要注意保持直立，双肩放松。散步前要选择舒适的鞋，以低跟、掌面宽松的为好。

◆ 准妈妈正确的坐姿

准妈妈正确的坐姿是把后背紧靠在椅子背上，必要时还可以在背后放一个小靠垫。

◆ 准妈妈起身站立的正确方法

孕中晚期，准妈妈起身站立时要缓慢有序，以免腹腔肌肉过分紧张。

◆ 准妈妈俯身弯腰的正确方法

孕中晚期，胎儿的体重会让准妈妈的脊椎压力增大，并引起准妈妈背部疼痛。因此，准妈妈要尽量避免俯身弯腰的动作，以免给脊椎造成重负。如果准妈妈需要从地面捡拾什么东西，俯身时不仅要慢慢轻轻向前，还要屈膝，同时把全身的重量分配到膝盖上。

4.准妈妈保护好 你的肚子

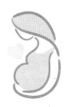

孕中期以后，准妈妈的腹部向外凸出了不少，如果准妈妈不注意保护自己而导致腹部被撞的话，很可能引发早产。那么，准妈妈该如何保护自己的腹部呢?

✿ 乘车时

乘坐私家车时，准妈妈最好坐在后排座位上，上车后应立刻系好安全带、拉紧，并确保下半截安全带不会系在腹部上，而是在腹部以下。安全带的上半截要穿过胸部中间，不要压到腹部。

乘坐公交车时，准妈妈上车后可以请乘务员给自己安排一个靠前一点儿的座位。因为靠后的座位容易颠簸，而且在出现紧急情况、司机刹车时，容易发生意外，使腹部受撞。

乘坐地铁时，准妈妈上车后要尽量找靠两侧的座位，这样的座位旁边有扶手，可以确保更稳妥地坐好。

✿ 上下班和乘坐电梯时

上下班时，写字楼里工作的人为赶时间，常常横冲直撞，职场准妈妈一定要有所防备，提前或者推迟一点儿上下班，以避开正常上下班的时间和高峰期。

等电梯时，准妈妈一定要站在电梯侧面，如果人多拥挤就先不要上，等下一趟。

5.准妈妈做家务, 以缓慢为原则

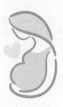

　　孕晚期，准妈妈干家务时要以缓慢为原则。随着妊娠周数的增加，准妈妈的肚子越来越大，身体负担越来越重，行动也不那么灵活了，所以，在做家务时，要以缓慢为原则，同时一定要采用不直接压迫到肚子的姿势。准妈妈最好将时间妥善安排，千万不要想全部家务一口气做完，而是要分段进行。

　　孕晚期，准妈妈最好降低家务的清洁标准。如果有些准妈妈平时对家务要求比较严格的话，怀孕以后最好稍微降低清洁的标准。当然最重要的是，家中其他成员最好能适当地分担家务，让准妈妈安心休息。

　　孕晚期，准妈妈做家务要以不影响身体舒适为原则。如果突然出现腹部阵痛，这表示子宫收缩，也就是活动量已超过准妈妈身体可以承受的范围，此时要赶紧停止手里的家务活，并躺下休息。如果还不能缓解不适，就应赶紧就医。

　　孕晚期，准妈妈不要长时间站立做家务。准妈妈做家务时，注意不要长时间站立，建议准妈妈在做了15~20分钟家务后，休息10分钟左右。

6. 高龄准妈妈
可以停止工作了

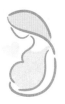

　　按照有关规定，育龄女性可享受不少于90天的产假。怀孕满38周的上班族准妈妈就可在家中休息，为临产做准备。如果准妈妈的工作环境相对安静清洁，危险性较小，或长期坐在办公室里工作，身体状况良好，那么，可在预产期的前一周或两周回到家中，静静地等待宝宝的诞生。准妈妈要根据自身情况，适时停止工作。

　　如果准妈妈的工作量相当大，建议提前一个月开始休产假，以免发生意外。

　　通常妊娠反应在怀孕三个月后自动消失，如果准妈妈的反应一直未见好转，建议尽快到医院咨询医生，以免耽误病情。

　　在孕晚期，准妈妈可能会感觉到行动特别不便，如果准妈妈的工作不属于体力劳动，工作强度不是很大，那么孕晚期还可以坚持工作，只是要避免上夜班、长期站立、抬重物及颠簸较大的工作。

　　由于个体差异的存在，变化范围也比较大，以下表格中的数字仅供参考。

—————— 准妈妈停止工作时间参考表 ——————

项目	停止时间
秘书、工作较轻松的职员	40孕周
教授、管理人员	40孕周
间断地举重物(22.68千克以下)	40孕周
偶尔举重物(22.68千克以上)	30孕周
经常弯腰(达10次/小时)	28孕周
长时间站立(每天长于4小时)	24孕周
重复举重物(11.34千克以上)	20孕周
爬梯或杆(每天多于4次)	20孕周

7. 什么样的分娩方式适合你

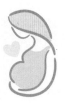

专家建议，如果能自然分娩就不要选择剖宫产。但还是有不少产妇因为自身的心理因素而选择剖宫产。接下来，我们就来具体分析一下不同分娩方式的优劣，帮助准妈妈们选择最适合自己的分娩方式。

自然分娩和剖宫产的优劣比较

自然分娩	
优点	胎儿在分娩过程中受产力和产道的挤压，发生了一系列形态变化，特别是适应功能方面的变化
	胎头出现一定程度的充血、瘀血，使血中二氧化碳分压上升，处于一时性缺氧状态，因此呼吸中枢兴奋性增高
	胎儿胸廓受到反复的宫缩挤压，使吸入呼吸道中的羊水、胎粪等异物被排出，同时血液中的促肾上腺激素和肾上腺皮质激素及生长激素水平提高，这对于胎儿适应外界环境是十分有益的。以上因素均有利于产后新生儿迅速建立自主呼吸
	阴道产母亲身体恢复得比较快，也比较好
缺点	产程较长
	产前阵痛、阴道松弛、子宫膀胱脱垂后遗症、会阴损伤或感染、外阴血肿等
	产后会因子宫收缩不好而出血，若产后出血无法控制，则需紧急剖宫处理，严重者须切除子宫
	产后感染或发生产褥热，尤其是早期破水、产程延长者
	会发生急产(产程不到3小时)，尤其是经产妇及子宫颈松弛的患者
	胎儿难产或母体精力耗尽，需以产钳或真空吸引协助生产时，会引起胎儿头部血肿
	胎儿过重，易造成肩难产，导致新生儿锁骨骨折或臂神经丛损伤。羊水中产生胎便，导致新生儿胎便吸入症候群
	胎儿在子宫内发生意外，如脐绕颈、打结或脱垂等现象
	毫无预警地发生羊水栓塞

剖宫产

剖宫产的产程比较短，且胎儿娩出不需要经过骨盆。当胎儿宫内缺氧、巨大儿或产妇骨盆狭窄时，剖宫产更能显示出它的优越性

由于某种原因，绝对不可能从阴道分娩时，施行剖宫产可以挽救母婴的生命。剖宫产的手术指征明确，麻醉和手术一般都很顺利

如施行选择性剖宫产，宫缩尚未开始前就已施行手术，可免去母亲遭受阵痛之苦

优点

腹腔内如有其他疾病时也可一并切除处理，如卵巢肿瘤或浆膜下子宫肌瘤

做结扎手术很方便

对已不宜保留子宫的情况，如严重感染、不全子宫破裂、多发性子宫肌瘤等亦可同时切除子宫

由于近年剖宫产术安全性的提高，因妊娠并发病和妊娠并发症需中止妊娠时，临床医生多选择剖宫产术，减少了并发症对母亲的影响

剖宫产手术对母体是有损伤的

手术时，麻醉意外虽然极少发生，但有可能发生；还可能发生大出血，损伤腹内其他器官，术后可能发生泌尿、心血管、呼吸等系统并发症

术后子宫及全身的恢复都比自然分娩慢

发热、腹胀、伤口疼痛、腹壁切口愈合不良甚至裂开、血栓性静脉炎、产后子宫弛缓性出血等

缺点

两年内再孕有子宫破裂的危险，避孕失败做人流时易发生子宫穿孔

婴儿因未经产道挤压，不易适应外界环境的骤变，易发生新生儿童患吸入性肺炎及剖宫产儿综合征，包括呼吸困难、发绀、呕吐、肺透明膜病等

对比正常的阴道分娩，剖宫产术后的并发症较多，手术期间出血量增多，手术后易发生感染。剖宫产术后不能很快地恢复进食，会引起泌乳减少，推迟哺乳时间。剖宫产恢复起来也没有自然的阴道分娩那么快。自然分娩3~5天后即可出院，剖宫产需5~6天伤口愈合后才可出院

与自然分娩的婴儿相比较，剖宫产的婴儿由于缺乏分娩过程中的应激反应，更易得小儿多动症和小脑不平衡综合征

8. 孕晚期准妈妈的 饮食调理要求

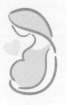

孕晚期，胎儿的骨骼、肌肉和肺部发育日趋成熟，对营养的需求达到了最高峰。胎儿骨骼肌肉的强化和皮下脂肪的积蓄，都是在为出生之后的独立存活做最后的准备。在出生前的最后10周内，胎儿增长的体重大约是此前共增体重的一半还要多。

妊娠孕8月的准妈妈会因身体笨重而行动不便。此时子宫已经占据了大半个腹部，胃部被挤压，饭量受到影响，所以经常会有吃不饱的感觉。此时，母体基础代谢达到最高峰，胎儿生长速度也达到最高峰。准妈妈要尽量补足因胃容量减小而少摄入的营养，实行少食多餐，均衡摄取各种营养素，防止胎儿发育迟缓。

◆ 补充不饱和脂肪酸

孕晚期是胎儿大脑细胞发育的高峰期，需要补充不饱和脂肪酸，以满足胎儿大脑发育的需要。可以进食适量的玉米油、香油、葵花油或玉米、花生、芝麻来补充必需的亚油酸。

◆ 补充蛋白质

由于胎宝宝的身体增大，大脑发育加快，准妈妈需要更多地补充蛋白质。可通过摄入鱼、虾、鸡肉、鸡蛋和豆制品补充蛋白质。

◆ 增加铁的供给

本月要增加铁的摄入，以保证胎儿的骨骼发育，也为分娩时的失血做准备。

◆ 加强钙吸收

这个时期胎宝宝的牙齿和骨骼的钙化加速，其体内一半以上的钙是在孕晚期储存的。因此，准妈妈钙的需要量明显增加，每天可喝2杯牛奶，用于补钙。

9. 通过合理饮食 控制体重

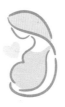

到了孕晚期，准妈妈很容易体重超标，导致生出巨大儿或者难产。因此，越是到孕晚期，高龄准妈妈们越要注意合理饮食，以免体重增长过快。最好能根据体重，科学地控制食量。

计算每种食物合理摄入量的方法

用孕期每日热能需要量乘以准妈妈的孕前标准体重数，就是这位准妈妈每日的总热能需要量。然后，按照每日三种热能营养素的分配比例，就可以计算出这位准妈妈每天应摄入的各种食物量。

例如：某准妈妈的身高是1.60米，孕前体重是60千克，那么她每天应该吃多少主食呢？首先，计算她的体重指数：60÷（1.6×1.6）≈23。根据这位准妈妈的体重指数，推算出她每日每千克体重需要的热能为30~35千焦。如果按照每天每千克体重需要33千焦，计算她的热能总需要量为：33×60=1980（千焦）。

按照每日主食摄入量占65%来计算：1980×0.65=1287（千焦）。每克主食产热量4千焦，1287÷4≈321（克）。这位准妈妈每天的主食应该吃321克左右。

10. 维生素K的
科学补充

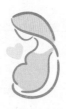

　　维生素K是一种脂溶性维生素，能合成血液凝固所必需的凝血酶原，加快血液的凝固速度，减少出血；降低新生儿出血性疾病的发病率；预防痔疮及内出血；治疗月经量过多。

缺乏维生素K的危害

　　准妈妈在孕期如果缺乏维生素K，流产率将增加。即使胎儿存活，由于其体内凝血酶低下，易发生消化道、颅内出血等，并会出现小儿慢性肠炎、新生儿黑粪症等；一些与骨质形成有关的蛋白质会受到维生素K的调节，如果缺乏维生素K，可能会导致孕期骨质疏松症或骨软化症的发生；维生素K缺乏还可引起胎儿先天性失明、智力发育迟缓及死胎。

这样补充维生素K

　　人体对维生素K的需要量较少，准妈妈的每日推荐摄入量为120微克。富含维生素K的食物有绿色蔬菜，如菠菜、油菜、莴苣等；烹调油主要是豆油和菜籽油。另外，奶油、奶酪、干酪、蛋黄、动物肝脏中维生素K的含量也较为丰富。

11. α-亚麻酸的 补充要求

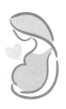

在孕期必需的营养物质中，α-亚麻酸是除叶酸、维生素、钙等营养物质外，另一种非常重要且亟待补充的营养物质。

α-亚麻酸是维系人类脑进化和构成人体大脑细胞的重要物质基础，是人体的智慧基石，它为人体必需的脂肪酸，是组成大脑细胞核、视网膜细胞的重要物质。α-亚麻酸能控制基因表达，优化遗传基因，转运细胞物质原料，控制养分进入细胞，影响胎宝宝脑细胞的生长发育，降低神经管畸形和各种出生缺陷的发生率。

缺乏α-亚麻酸的危害

α-亚麻酸在人体内不能自主合成，必须从外界摄取。若缺乏α-亚麻酸，准妈妈会睡眠差、烦躁不安、疲劳感明显，且产后乳汁少、质量低。而对于胎宝宝来说，α-亚麻酸摄入不足，会导致胎宝宝发育不良、出生后智力低下、视力不好、反应迟钝、抵抗力弱。

这样补充α-亚麻酸

富含α-亚麻酸的食物有深海鱼虾类，如石斑鱼、鲑鱼、海虾等；坚果类，如核桃等。在含有α-亚麻酸的食物中，亚麻籽油的含量是比较高的。准妈妈每天吃几个核桃或者用亚麻籽油炒菜都可以补充α-亚麻酸。准妈妈每日宜补充1000毫克α-亚麻酸。

12.锌的补充很重要

快要临产了，准妈妈们心里既欢喜又害怕。在饮食上，准备自然分娩的准妈妈可多吃富含锌的食物。

锌是酶的活化剂，参与人体内80多种酶的活动和代谢。它与核酸、蛋白质的合成，糖类、维生素的代谢，胰腺、性腺、脑垂体的活动等关系密切，发挥着非常重要的生理功能。

在孕期，锌可预防胎宝宝畸形、脑积水等疾病，维持小生命的健康发育，帮助准妈妈顺利分娩。

缺乏锌元素的危害

缺锌会影响胎儿在子宫内的生长，使胎儿的大脑、心脏、胰腺、甲状腺等重要器官发育不良。有的胎儿中枢神经系统先天畸形、宫内生长迟缓、出生后脑功能不全，都与准妈妈缺锌有关。

准妈妈缺锌会降低自身免疫力，容易生病，还会造成自身味觉、嗅觉异常，食欲减退、消化和吸收功能不良，这势必会影响胎儿发育。

据专家研究，锌对分娩的影响主要是可增强子宫有关酶的活性，促进子宫肌收缩，帮助胎儿娩出子宫腔。缺锌时，子宫肌收缩力弱，无法自行娩出胎儿，因而需要借助产钳、吸引等外力才能娩出胎儿，严重缺锌者则需剖宫产。因此，准妈妈缺锌会增加分娩的痛苦。此外，子宫肌收缩力弱，还有导致产后出血过多及并发其他妇科疾病的可能。

这样补充锌元素

准妈妈每日摄入锌的推荐量为16.5毫克左右。如缺锌，可按照医生开的补剂来补充。

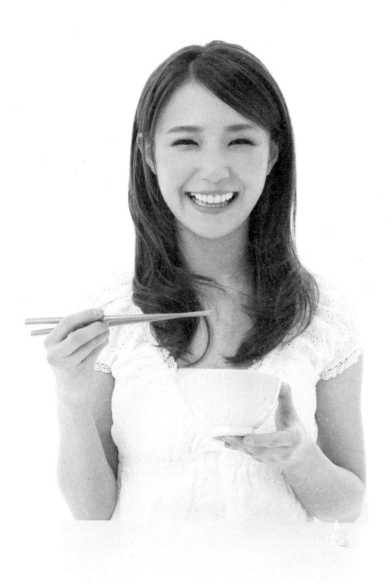

　　肉类中的猪肝、猪肾、瘦肉等，海产品中的鱼、紫菜、牡蛎等，豆类食品中的黄豆、绿豆、蚕豆等，硬壳果类中的花生、核桃、栗子等，都是锌的食物来源。特别是牡蛎，含锌最高，每100克牡蛎含锌100毫克，居诸品之冠，堪称"锌元素宝库"。

13. 为临产做准备的
饮食调节

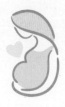

临产前，准妈妈一般心情比较紧张，不想吃东西或吃得不多，所以，在饮食上要注意以下几点：

* 选择营养价值高和热量高的食物，这类食品很多，常见的有鸡蛋、牛奶、瘦肉、鱼虾和大豆制品等。很多营养学家和医生都推荐巧克力，认为它可以充当"助产大力士"。巧克力营养丰富，含有大量的优质糖类，而且能在短时间内被人体消化吸收和利用，产生大量的热量，供人体消耗。巧克力体积小，发热多，香甜可口。准妈妈只要在临产前吃一两块巧克力，就能供给机体充足的热量。

* 进食应少而精，防止胃肠道充盈过度或胀气，以便顺利分娩。

* 分娩过程中消耗水分较多，因此，临产前应吃含水分较多的半流质软食，如面条、大米粥等。

* 有些民间的习惯是在临产前让准妈妈吃白糖或红糖、蒸鸡蛋或肉丝面、鸡蛋羹等，这些都是临产前较为适宜的饮食。但是一定要注意，临产前不宜吃过于油腻的油煎、油炸食品。

14. 临产前必须进行的营养补充

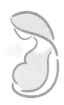

　　分娩是一项体力活，产妈妈会产生巨大的能量消耗。所以，临近分娩时，准妈妈应多吃富含蛋白质、糖类等高能量的食物，停止服用钙剂和鱼肝油，以免加重代谢负担。

临产前开始补充营养

　　● **蛋白质含量高的食物**：小米、豆类、豆制品、猪瘦肉、牛肉、鸡肉、兔肉、鸡蛋、鱼类等食物中含有丰富的蛋白质，非常适合产妇食用。

　　● **高热量的食物**：注意摄入羊肉、猪瘦肉、牛肉等动物性食物和高热量的坚果类食物，如核桃、花生、黑芝麻、松子等。

　　● **含钙等无机盐的食物**：牛奶、海带、虾皮、芝麻酱等都富含钙。如果从膳食中得不到足够的补充，可用钙剂和骨粉补充。铁的补充也非常重要，可食用血豆腐、肝脏等。

　　● **含维生素的食物**：应多吃猪瘦肉、粗粮及肝脏、牛奶、鸡蛋、紫菜等。

分娩阶段的营养供给

　　产妇在分娩过程中要消耗极大的体力，而且时间较长，一般产妇整个分娩过程要经历12~18小时，这一过程消耗的能量相当于走完200多级楼梯或跑完1万米所需要的能量，这些消耗的能量必须在分娩过程中及时给予补充，才能适应产妇顺利分娩的需要。专家向产妇推荐了被誉为"分娩佳食"的巧克力，巧克力含有糖类、脂肪、蛋白质，还含有铁、钙及维生素B_2等。同时，巧克力中的糖类可迅速被人体吸收利用，增强机体的能量。所以，产妇在分娩之前应当准备优质巧克力，以便在分娩过程中及时补充体力消耗所需的能量。

15. 可以开始光照胎教了

胎宝宝的视觉能力发育较晚，到孕29周，他的视网膜才具有感光功能，即对光有反应。如果此后准妈妈能经常用光照射腹部，那么，光线会刺激胎宝宝的视网膜，视网膜上的光感细胞在受到光刺激后，就使其中的感光物质发生光化学反应，可把光能转化为电能，产生神经冲动。由视觉通过神经传入大脑皮质，在大脑皮质产生复杂的生理变化，使胎宝宝视觉水平提高，这对他日后的视觉能力将产生良好的影响。为此，"光照胎教"应运而生。

怀孕7个月后，准妈妈可通过产前常规检查，请医生标注胎宝宝头部的位置，每天选择胎宝宝活跃的时间，用手电筒通过准妈妈腹壁照胎宝宝头部，时间不要过长，每次5分钟。胎宝宝在黑洞洞的子宫里，看到这束光线，他会转头、眨眼，表示他看到了光。进行光照刺激时，要关注胎宝宝的情绪，如胎宝宝对光照感到不快而出现躁动，准妈妈应立即停止。但胎宝宝轻轻蠕动，则表明他在努力地探寻这一线光明，准妈妈可安心地将这束光持续5分钟。

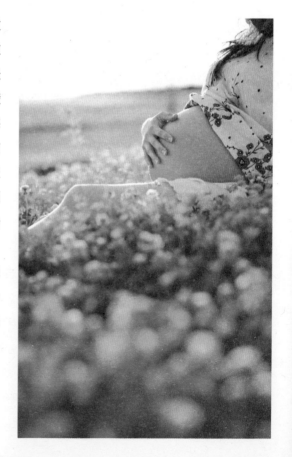

16.美育胎教法

　　到这个时期，胎儿初步的意识萌动已经建立，所以，对胎儿心智发展的训练可以较抽象、较立体的美育胎教法为主。美育胎教要求准妈妈通过看、听、体会将生活中一切的美通过神经传导输送给胎儿。

看

　　主要是指阅读一些优秀的作品和欣赏优美的图画。准妈妈要选择那些立意高、风格雅、个性鲜明的作品阅读，尤其可以多选择一些中外名著。准妈妈在阅读这些文学作品时一定要边看、边思考、边体会，强化自己对美的感受，这样胎儿才能受益。有条件的话，准妈妈还可以看一些著名的美术作品，比如中国的山水画、西方的油画，在欣赏美术作品时，调动自己的理解力和鉴赏力，把美的体验传导给胎儿。

听

　　主要是指听音乐，这时准妈妈在欣赏音乐时，可选择一些意境饱满、主题鲜明的作品，它们能够促使人们美好情怀的涌动，也有利于胎儿的心智成长。

体会

　　这既指贯穿看、听活动中的一切感受和领悟，也指准妈妈在大自然中对自然美的体会。准妈妈在这个阶段也要适度走动，可到环境优美、空气质量较好的大自然中去欣赏大自然的美。这个欣赏的过程也就是准妈妈对自然美的体会过程，准妈妈可通过饱览美丽的景色而产生出美好的情怀，这样也是不错的胎教。

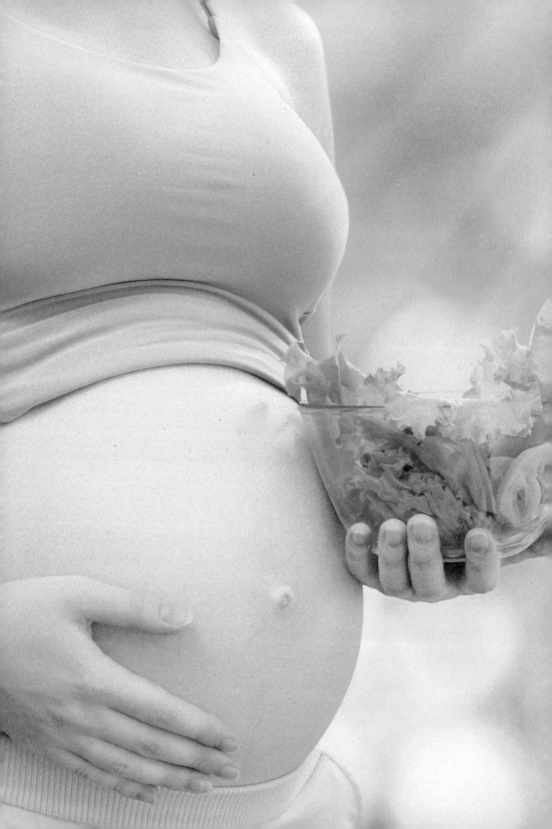

Part 05

孕产及产后
监护全指导

　　高龄准妈妈在怀孕、分娩的过程中会遇到诸多挑战，需留心之处也很多：孕期要时刻注意身体的异状和不适，产前要做好各方面的检查及准备，产后要防止出现各类并发症。因此，只有做好孕期及产前的体检和产后的保健，才能保证高龄准妈妈生下健康的宝宝，并养护好自己的身体。

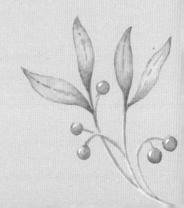

1.产检时间、项目指导

孕妈妈去医院做产检是为了保证胎宝宝的健康。那么，什么时间做产检，产检项目有哪些，这些孕妈妈都比较关心。下面就来看看准妈妈的产检时间表和孕周期的产检项目。

产前检查的时间和项目一览表

	孕早期		孕中期			孕晚期		
月份	1~3月	4月	5月	6月	7月	8月	9月	10月
周数	12周内	14~16周	17~20周	21~24周	25~28周	29~32周	33~36周	37~40周
检查次数	早孕建卡	初查	每4周1次			每2周1次		每周1次
常规检查	妇科检查	身高、体重、血压、宫高、腹围、水肿检查、胎心多普勒听诊	体重、血压、宫高、腹围、水肿检查、胎心多普勒听诊			体重、血压、宫高、腹围、水肿检查、胎心多普勒听诊		体重、血压、宫高、腹围、水肿检查、胎心多普勒听诊
化验检查	血常规、尿常规、白带常规、梅毒筛查	尿常规、血常规（含唐氏筛查）、内诊（子宫颈防癌图片检查）	尿常规、血常规（根据医生的建议）			尿常规、血常规（唐氏筛查）		尿常规、血常规（根据医生的建议进行）
辅助产检			四维彩超（24~28周）			骨盆内诊、心电图、B超（36周左右）		胎儿监护

2.产检办理手续指导

　　准妈妈在孕12周之前须到所属区的社保中心进行就医手续确认及申报生育定点医院，在这个时候，你要决定在哪家医院生产哦！

👣 带上六类资料

- ◆ 《计划生育服务证》原件以及复印件
- ◆ 围产卡原件及复印件
- ◆ 就医凭证原件及复印件
- ◆ 医保卡
- ◆ 身份证
- ◆ 病历资料

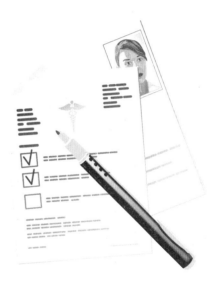

合理穿戴的小秘籍：
为了让产检顺利些，准妈妈应该对穿着、需要携带的东西事先做好准备。
◎衣裤：一定要穿宽松的衣裤，最好穿一条容易脱的裤子，条件许可时最好是穿宽裙子。这样，内诊时就不会给自己造成太多的麻烦。
◎袜子：因为做水肿检查的时候，需要把鞋袜脱掉，所以，最好不要穿高过膝盖的袜子，更不要穿连裤袜。
◎鞋子：要穿一双相对舒服的鞋子，而且要方便穿脱，最好是不用系鞋带。
◎包包：最好随声带个小小的手提包，里面装上钱包、母子健康手册，还可以装上笔和小本子，医生有什么嘱咐可以随时做个记录。

3. 生育档案建立指导

建完准妈妈围产保健卡之后，准妈妈们就要到准备生宝宝的医院办理准妈妈保健手册了，也就是《母子健康手册》，这个过程简称建档。

所需证件

夫妻双方的户口本、身份证、准生证、围产卡、保偿卡（自愿办理）、有生育保险的还要带就医凭证等。

办理手续

你只要到挂号窗说自己挂产科，并且要建档，工作人员就会指导你如何一步步地做下去了。

使用指南

* 每次孕检时最好带上《母子健康手册》，医生会在相应的空白处填写相关检查情况。

* 分娩时也需要给医院提供《母子健康手册》，以记录分娩和新生儿的相关情况。

* 在宝宝出生后7天内或者出院48小时以内把《母子健康手册》交给领取档案的社区医院的保健科，他们会安排医生在月子里上门为你进行产后访视，并指导你如何坐月子、如何母乳喂养、如何护理宝宝等。

* 产后42天，请到建册单位办理相关手续。

* 居住地街道所属医院保健科将为你的宝宝提供系统的保健和预防接种服务。

4. 尿检和血检指导

孕期产检，准妈妈对尿液和血液的检查应持之以恒，便于医生对整个孕期的肝肾功能和血液情况都有足够的了解。

怀孕早期，准妈妈对尿液的检查应持之以恒，一个月至少一次，主要是便于医生了解肾脏的情况。随着子宫一天天增大，膀胱、直肠、输尿管受到压迫，尿液排出不畅，发生尿潴留，很容易有细菌生长、繁殖。这时的泌尿系统特别脆弱，容易感染疾病。经常检查尿液，能依据尿中出现的蛋白、红细胞、脓细胞等，诊断出体内有哪些不正常——如果有发热、腰痛、尿痛、排尿次数增多的症状，很可能是尿路感染。另外，要是有不适的感觉或尿液指标异常，对肾脏的检查不能疏忽，理由是妊娠中毒性肾病在年轻初产妇和高龄初产妇中发病都比较普遍，这是对准妈妈危害很大的一种疾病，应及时发现，尽早治疗。

转到产科后第一次做血液检查，会抽比较多的血，准妈妈一定要放松心情。

这次抽血需要准妈妈空腹进行，主要检查有无传染病、肝肾功能、血红蛋白、是否贫血及血型等。现在的医院几乎都是患者自己去取化验单，所以，拿到报告单，大家就开始对那些上上下下的"箭头"焦虑起来。各种化验报告单上，每项化验结果后面都有正常值范围的参考，但这个所谓的正常值是根据大量正常人群所获得的数值，并不代表妊娠期的正常值。因此，如果准妈妈的化验数值稍稍高于正常值或稍稍低于正常值，大可不必紧张，应该请医生解释化验结果和意义。

不要将不同医院、不同实验室的"同一检查项目结果"相比较，因为方法不同，正常参考值也不一样。

5. 体重和血压 监测指导

从第13周开始，准妈妈每隔四周左右就要去医院做一次比较全面的检查。每次查完，医生都会告诉你下次哪天再来检查，记得最好早一点儿预约，省得下次来排长队。准妈妈的产前检查中有几项常规检查，其中两项就是测量体重与血压。

测体重

体重是整个孕期每次孕检的必测项目之一。若妊娠期间体重平均每周增加超过0.5千克时，有水肿或隐性水肿，则是妊娠期高血压的先兆，应及时处理。

测血压

血压也是整个孕期每次孕检的必测项目之一，高龄准妈妈尤其要注意这项检查。

医生或护士会在每次产前检查时用血压计测量并记录你的血压。现在很多医院都使用电子血压计。血压计上会显示两个读数，一个是收缩压，是在心脏收缩的中期动脉内压力最高时血液对血管内壁的压力记录的读数；另一个是舒张压的读数，是动脉血管回缩时产生的压力记录的度数；因此，你的血压由两个数字组成，例如，130/90毫米汞柱。总的来说，健康年轻女性的平均血压范围为110/70毫米汞柱。如果你的血压在一周之内至少有两次高于140/90毫米汞柱，而你平常的血压都很正常，那么医生会怀疑你是否得了妊娠期高血压。孕中期，你的血压往往会下降，这是因为孕期激素——孕酮能够使血管壁松弛。较低的血压使得一些准妈妈在站得过久或快速站起来的时候觉得头晕。在怀孕最后几周，你的血压会恢复到正常水平。

6. B超和NT
检查指导

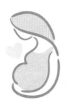

　　B超（超声波）检查也是确诊怀孕的重要依据，对于末次月经开始日不确定的人而言，B超检测法是最为准确的方法。根据B超的检查结果，可计算出胎囊的大小，根据胎儿至臀部的长度即可推出怀孕周数与预产期。

👣 NT检查

　　NT（nuchal translucency）是胎儿颈部半透明膜的缩写，是11~14周围绕在胎儿颈项后部流动性的半透明蛋白质。它的厚度与胎儿唐氏综合征缺陷成正相关，可以通过超声成像测量。NT检查就是针对这一指标的测定。

　　颈项透明层的检查目的是为了在妊娠较早阶段诊断染色体疾病和发现多种原因造成的胎儿异常。研究发现，在怀孕11~14周期间，如果胎儿患有唐氏综合征或者心脏发育不好，颈项透明层会增厚。颈项透明层增厚与胎儿染色体核型、胎儿先天性心脏病及其他结构畸形有关，颈项透明层越厚，胎儿异常的概率越大。

　　NT检查最好在怀孕11~14周做，超过14周检查会不准确，比唐氏综合征的检查时间更早。NT检查主要通过B超来测定，最终测量值小于3毫米为正常，超过3毫米则要考虑进行进一步检查，如羊水穿刺等。据有关资料统计，NT检查再配合抽血化验，唐氏综合征的检出率能达到85%以上。

7. 甲状腺检查很重要

由于现代社会人们生活、工作压力的增大，甲状腺方面的疾病开始增多。现在越来越多的医生安排准妈妈进行甲状腺的检查。甲状腺的主要功能是产生和分泌甲状腺激素，其作用是促进机体新陈代谢和生化反应的速效。如果准妈妈出现甲状腺功能减退（甲减、甲低），这对胎儿的影响比患甲状腺功能亢进更大，胎儿的流产率和围产死亡率也会增高。

常见的甲状腺疾病有甲状腺功能亢进、甲状腺功能减退、慢性淋巴性甲状腺炎等，属于自身免疫性疾病，不仅有甲状腺功能的异常，且有免疫功能的异常。血清中含有高溶度的抗甲状腺球蛋白抗生素体和抗微粒体抗体，这些抗体可通过胎盘进入胎儿体内，导致新生儿甲状腺功能减退。母亲产后由于免疫功能的变化，可使

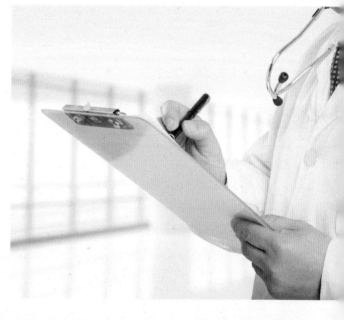

甲状腺功能亢进和甲状腺功能减退的病情加重。母乳具有溶缩碘的能力，但甲状腺功能减退、慢性甲状腺炎会影响乳汁为婴儿提供碘，从而导致婴儿碘的不足，进而发生甲状腺功能减退，最终波及脑组织和骨骼的发育。因此，这种情况下胎儿不宜母乳喂养。

8.孕中期产检项目指导

高龄准妈妈在孕期进行产检时，除了进行一般产检项目，还需要进行一些特殊检查项目。高龄准妈妈应积极与医生沟通，并配合必要的检查，以顺利度过妊娠期，生出一个健康的小宝宝。

孕中期的一般产检项目一览表

项目	内容
常规检查	体重、血压、宫高、腹围、水肿检查、胎心多普勒听诊
复查项目	复查血常规，及时发现妊娠并发贫血 复查尿常规，及时筛查妊娠高血压综合征
特殊项目	孕15~20周建议做唐氏综合征和神经血管缺陷的血清学筛查 孕20~24周建议做B超筛查胎儿体表畸形 孕24~28周建议做妊娠并发糖尿病筛查（50克葡萄糖筛查试验）

高龄准妈妈的特殊检查项目

孕中期特殊产检项目一览表

项目	检查时间	内容
羊水穿刺检查	孕16~20周时	在孕妇麻醉的状态下，以针头穿刺的方法，取羊水、收集胚胎脱落的细胞进行检查。经过分析和监测，可以预测胎儿某些先天缺陷或遗传性疾病
甲胎蛋白监测	孕16~20周时	这是一种无危险的血样检查，测定血液中甲胎蛋白水平，可发现神经管缺损、肾脏和肝脏疾病等
脐带穿刺检查	孕20周后	在局部麻醉的情况下，用针头取胎儿脐带血进行检查，这种方法可以检测胎儿染色体是否正常和遗传性血液病等。此方法仅限于高危孕妇，此检查项目引起流产的概率高于羊水检查

9. "糖筛"和糖耐量检查指导

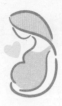

很多准妈妈都搞不清楚糖筛和糖耐量检查的区别，甚至有些还把"糖筛"和"唐氏筛查"混淆在一起。其实，不管是糖筛还是糖耐量检查，都是为了确诊妊娠期糖尿病所做的检查。

由于妊娠期糖尿病的临床表现不明显，大多数准妈妈空腹血糖正常，容易发生漏诊。所以，建议每位准妈妈都要进行糖筛（又称50克葡萄糖筛查）。一般在孕24~28周时进行，检查前需要空腹，并在5分钟内喝完含50克葡萄糖的糖水，从喝糖水开始计时，1小时后抽血检测血糖，正常应该小于7.8毫摩尔/升，如果大于这个指标则为糖筛阳性，需要做糖耐量检查。

糖耐量检查前12小时要禁食，测空腹血糖，喝含75克葡萄糖的糖水后，测1小时、2小时、3小时、4小时四个时间点的血糖，正常值分别为5.6毫摩尔/升、10.5毫摩尔/升、9.2毫摩尔/升、8.0毫摩尔/升，如果其中任何两点超标，则为妊娠期糖尿病，医生会建议你在后面的孕期里，参考糖尿病患者的食谱饮食。

对于高龄准妈妈，医生还会建议你在32~34周之间再进行一次糖筛。

10. 什么情况医生 会加做B超

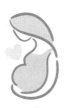

　　孕12周前是胎儿各器官形成的关键时期，也是容易导致胎儿畸形的重要时期，通常不建议进行B超检查。但一旦准妈妈出现下列情况，需要做B超检查来协助诊断：

* 阴道流血及腹痛者，需排除异常妊娠，如宫外孕、葡萄胎、稽留流产。
* 孕前或早孕时有盆腔包块或子宫肌瘤的准妈妈。

　　另外，孕24~28周，有下列高危因素的准妈妈有必要进行胎儿超声心动检查：

* 有先天性心脏病史者。
* 母体患糖尿病、结缔组织疾病。
* 妊娠期母体接触过特殊药物或受到感染。
* 母体酒精中毒。
* 高龄孕妇及有不正常孕产史者。
* 胎儿心律失常、胎儿水肿、染色体异常。

11. 孕晚期产检项目指导

对于高龄准妈妈来说，从孕28周开始要进行孕晚期产检，除了一般检查项目，同样需要进行特殊项目检查，以便更好地保障母子安全。

孕晚期的一般产检项目一览表

项目	内容
常规检查	体重、血压、宫高、腹围、水肿情况、胎心监测
复查项目	孕37周后需空腹抽血，化验血常规、血凝四项、肝功能、肾功能、心电图，了解孕晚期的情况，做好分娩前的准备
特殊项目	胎心监护：检测胎心、胎动及宫缩的情况，为胎儿评分 骨盆测量：以估计胎儿能否经产道分娩 B超检查：孕37周后，通过B超检查了解胎儿发育的各径线、胎盘成熟度、羊水量等，作为选择分娩方式的重要参考

高龄准妈妈的特殊检查项目

对于高龄准妈妈来说，除了前面的一般检查项目，多数需要从孕28周开始进行特殊监护，如妊娠期高血压综合征、过期妊娠、糖尿病并发妊娠等，如无病症，孕36周后再每周常规检查1次。

如果有必要，产检医生会建议你做羊水穿刺，检查胎儿肺、肾、皮肤、肝的成熟度，以及进行胎盘功能测定和胎儿镜检查。

如果胎儿情况不稳定，医生还会建议你提前入院待产。

12. 骨盆测量指导

产道包括骨产道和软产道。骨产道指骨盆。骨盆的大小及形状与宝宝能否顺利分娩密切相关。通过骨盆测量，可了解骨盆的大小、形状，估计胎儿与骨盆的比例，判断能否自然分娩。

骨盆测量一般在孕28~32周进行，若过早测量，因为阴道和韧带不够松弛，会影响测量结果；过晚则有引起感染或胎膜早破的危险。骨盆测量分内测量和外测量。

骨盆内测量

内测量前，医生会检查阴道分泌物和宫颈情况。测量时，医生将手指伸入阴道，测量骨盆各个平面的宽度。测量时，准妈妈要放松，这样才准确。若有先兆流产或早产史，则可暂不做内测量。

骨盆外测量

骨盆外测量是用特制的尺子从体外测量骨盆大小，由于受到骨骼厚度和皮下脂肪肌肉等软组织的影响，测量结果并不十分准确。即使骨盆形态正常、径线小，仍有难产的可能；骨盆形态虽然异常，但径线长，分娩不一定出现困难。相反，即使骨盆大小正常，如果胎儿过大，与骨盆不相称，也会造成难产。医生会在产前通过测量来综合考虑这些因素。

13. 最后一次产检指导

分娩前的各项检查都是例行检查，是保证准妈妈和胎宝宝生命健康的前提和基础。但大多数准妈妈此时可能已经开始阵痛了，而分娩前的检查往往很琐碎，也很麻烦，会让准妈妈的心情很糟糕。

这时，准妈妈不要怕麻烦，要为自身和胎宝宝的生命安全考虑，理解并配合做各项检查。

积极配合医生询问

医护人员会在准妈妈分娩前询问有关的基本情况和感觉，这属于基本检查之一，尤其是当负责接生的医生与诊察医生不同的时候。

此外，准妈妈有无妊娠中毒症或胎盘是否前置等，甚至妊娠的全部过程，都是医生需要详细了解的情况。准妈妈要耐心地向医生说明情况，让医生在接生的过程中可以做到有备无患。

耐心应对频繁的检查

准妈妈在待产时，一般每隔2~4小时就要测量体温、血压、呼吸、脉搏及胎心音等项目各1次，以便医护人员及时地了解分娩进行的状况，准妈妈要不厌其烦地配合。

14.14~20周，唐氏筛查

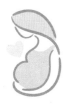

　　每位孕妈妈在14~20周（但以16~18周最佳）时都要做唐氏综合征产前筛查（简称唐氏筛查）。唐氏筛查是一种通过抽取孕妈妈的血清，检测母体血清中甲型胎儿蛋白（AFP）、非结核型雌三醇和绒毛促性腺激素（HCG）的浓度，并结合孕妈妈的预产期、年龄、体重和采血时的孕周等，计算生出患有唐氏综合征婴儿的危险系数的检测方法。

　　在孕10~14周时，用超声测量胎宝宝颈部的软组织厚度，也可以筛查出唐氏综合征的胎儿。

　　唐氏综合征（先天愚型，俗称痴呆）是最常见的一种染色体病，其病因是21号染色体由正常的2条变成3条。人群中每650~750例新生儿中，就有一例这样的孩子。一般表现为严重智力障碍、生活不能自理。

　　唐氏综合征是所有染色体畸形中发病率最高的。据统计，大于35岁的高龄产妇唐氏综合征的发生率较高，正常生育年龄的孕妈妈也存在这样的可能。因此，每一位孕妈妈都应该及时在孕期进行唐氏筛查，尤其是35岁以上的孕妈妈。

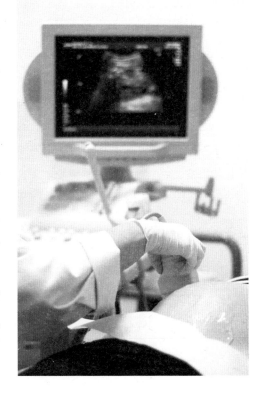

15. 24~28周，彩超排畸

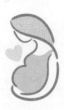

　　一般在怀孕24~28周，医院会为孕妈妈准备一次彩超排畸检查，因为胎儿24周左右正是大脑突飞猛进的发育时期，这个时期的胎宝宝结构已经形成，宝宝的大小及羊水适中，在宫内的活动空间较大，胎儿骨骼回声影响较小，图像也比较清晰。孕妈妈可以选择三维彩超或四维彩超进行监测。

　　● 三维彩超：是立体动态显示的彩色多普勒超声诊断，不仅具有二维彩超的全部功能，还可以进行胎儿头部立体成像，可清晰地显示眼、鼻、口、下颌等状态，可协助医生直接对胎儿先天畸形进行诊断，包括表面畸形和内脏畸形，特别是二维彩超难以显示的头面畸形，能确定胎儿在子宫的精确位置。

　　● 四维彩超：不仅具有三维彩超的所有功能，而且是在三维彩超图像的基础上，加上时间维度参数，可以实时观察胎儿动态的活动图像。

　　一般来说，做彩超能看出大方面的畸形，例如新生儿先天性心脏病、唇腭裂、水肿胎、多指和外耳等方面的畸形均可查出，但是彩超也不是万能的，例如新生儿的耳聋、白内障等就无法监测出来。

　　孕妈妈必须认识彩超筛查的重要性，按照医生规定的时间进行彩超畸形筛查。

胎儿系统筛查

　　● 胎盘分级：钙化一项报告单上分为3级：Ⅰ级为胎盘成熟的早期阶段，回声均匀，在孕30~32周可见到此种变化；Ⅱ级表示胎盘接近成熟；Ⅲ级提示胎盘已经成熟。越接近足月，胎盘越成熟，即表示胎儿的肺越成熟，只有肺成熟后，胎儿出生才能存活。

👣 胎儿生长指标

❋ 羊水深度

3~7厘米为正常，超过7厘米提示羊水过多，少于3厘米提示羊水过少。羊水过多或过少都是异常的。

❋ 羊水指数

以孕妈妈的脐部为中心，分上、下、左、右4个区域，将4个区域的羊水深度相加，就得到羊水指数。孕晚期羊水指数正常值是8~18（24）厘米。

❋ 头围

测量的是胎儿环头一周的长度，确认胎儿的发育状况。

❋ 腹围

腹围也称腹部围周长，测量的是胎儿腹部一周的长度，用于与腹部前后径和腹部横径一起来推断胎儿的发育情况。

❋ 股骨长

此即胎儿大腿骨长度，其正常值与相应的怀孕月份双顶径值差2~3厘米。

❋ 肱骨长

此即上腕骨的长轴，用于推断孕中、晚期妊娠周数。

❋ 双顶径

双顶径即头部左右两侧之间最长部位的长度，又称为"头部大横径"。当初期无法通过头臀长来确定预产期时，往往通过双顶径来预测；中期以后，在推定胎儿体重时，往往也需要测量该数据。

在孕5个月以后，双顶径基本与怀孕月份相符，也就是说，妊娠28周（7个月）时双顶径约为7.0厘米；孕32周（8个月）时约为8.0厘米。依此类推，孕8个月后，平均每周增长约0.2厘米为正常，足月时应达到9.3厘米或者以上。

◆ 小脑横径

此即小脑的水平长度，用来测定正确的孕周，妊娠16~40周的正常胎儿小脑横径值为（数值仅供参考）：

20周：（2.16±0.16）厘米

25周：（2.85±0.17）厘米

30周：（3.86±0.34）厘米

35周：（4.29±0.26）厘米

40周：（4.87±0.42）厘米

◆ 侧脑室宽度

胎儿侧脑室宽度正常应该在1厘米以下，大于1.5厘米就有点儿危险了。

侧脑室增宽大多是由于胎儿脑脊液过多造成的，胎儿后期大多能够自己吸收，一般医生会建议准妈妈隔两周再做B超，看看是否继续增宽。侧脑室增宽太多的话，医生会怀疑是脑积水，而脑积水的现象除使脑室增宽外，还有一个明显的症状是脊柱裂，所以做B超时，让医生帮你看清楚胎儿有没有脊柱裂，没有的话胎儿应该就是健康的。

◆ 后颅窝池

正常情况下，颅后窝的最大深度不超过10毫米，大于5毫米则为颅后窝积液。胎儿颅后窝宽度在32周之前随孕周的增加而增宽，33周之后随孕周的增加而缩窄。首次发现有颅后窝积液最早为22周，最迟为41周，平均（32±4）周，颅后窝积液以妊娠20~32周最多见，积液重量最大也在孕29~32周。当颅后窝积液不少于8毫米，应该每2~3周复查一次；若后颅窝池增宽不少于10毫米，则应该高度警惕，应去产前诊断门诊和遗传优生门诊详细咨询，同时还要检查有无其他并发畸形。必要时，进行胎儿染色体检查，因为颅后窝检查是染色体异常的标志物检查；如果后颅窝池宽度大于14毫米或超声波检查有畸形者，必须做胎儿的染色体检查。

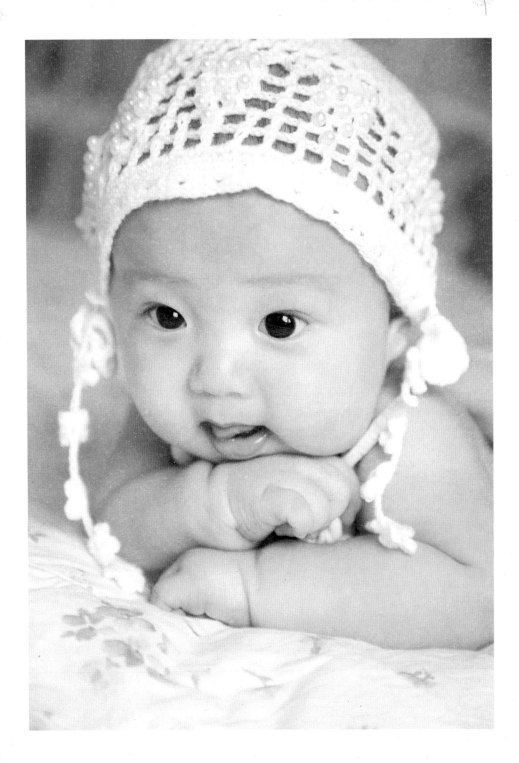

胎儿超声结构描述

● 胎位

胎位是指胎先露的指定部位与母体骨盆前、后、左、右的关系，正常胎位多为枕前位。妊娠30周后经产前检查，发现臀位、横位、枕后位、颜面位等谓之胎位不正，其中以臀位为常见。胎位不正如果不纠正，分娩时可造成难产。

● 胎头

轮廓完整为正常，缺损、变形为异常。脑中线无位移和无脑积水为正常。

● 胎盘

胎盘的位置说明胎盘在子宫壁的位置，胎盘的正常厚度应在2.5~5.0厘米之间。

● 胎儿心脏

胎心与胎儿心脏是有区别的。胎心正常只是指心跳的节律快慢正常，而等胎儿24周左右做四维超声波时，可以观察胎儿心脏有无病变。妊娠4个月后，胎儿心脏血管已形成并已具有正常的胎心功能，此时可通过高质量的彩超发现明显的心脏畸形。

● 唇、腭

连续为正常。现代医学还不能确切知道唇腭裂的发生原因。一般认为，准妈妈怀孕3个月以前出现下述情况可能会导致宝宝唇腭裂：病毒感染，强烈的精神刺激，维生素D、叶酸、铁、钙等缺乏，X线照射，吸烟，酗酒，缺氧，准妈妈年龄大等。

● 双肾盂分离

正常胎儿肾脏的集合系统可有轻度分离，分离径可达6毫米，而胎龄大于30周后肾盂扩张不小于10毫米或存在肾小盏扩张则为肾积水。发现胎儿的肾积水不要过于担忧，不必急于终止妊娠，应于B超发现后1小时或1周后复查。如胎儿肾积水宽度小于1.63厘米或肾实质厚度大于0.58厘米，可视为正常；如积水宽度大于2.15厘米或肾实质厚度小于0.2厘米为不可复性，可视情况终止妊娠。

16.32周后，
每周进行胎心监护

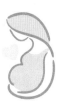

在怀孕32周后孕妈妈每周去医院产检时，都要进行胎心监护。胎心监护是指用胎心监护仪检测胎儿的心率，同时让孕妈妈记录胎动，观察这段时间内胎心率的情况和胎动后胎心率的变化。医生据此来了解胎儿在宫内是否缺氧和胎盘的功能。

胎心监护仪上主要有两条线，上面一条是胎心率，正常情况下在120~160次/分之间波动，一般表现为基础心率线，多为一条波形曲线，出现胎动时心率会上升，出现一个向上突起的曲线，胎动结束后会慢慢下降。胎动计数大于30次/12小时为正常，胎动计数小于10次/12小时提示胎儿缺氧。下面一条表示宫内压力，在宫缩时会增高，随后会保持2.67千帕左右。

◆ 温馨提示：

孕妈妈选取一个自己最舒适的姿势，比如半卧或侧躺位，进行胎心监护20分钟。如果20分钟内胎动次数超过3次，每次胎动时胎心加速超过15次/分，并且没有太过频繁的宫缩出现，那么我们认为这是一个正常的结果，说明胎儿在子宫内非常健康。医生会根据胎心监护的情况来进行评分，8~10分为正常，7分以下为异常。

在做监护0.5~1.0小时前吃一些食物，比如巧克力。胎心监护最好选择一天中胎动最为频繁的时间进行，避免不必要的重复。选择一个舒服的姿势进行监护，避免平卧位。如果做监护的过程中胎儿不愿意动，他极有可能是睡着了，可以轻轻摇晃腹部把他叫醒。如果胎心监护的效果不是非常满意，那么监护要持续地做下去，做40分钟或者1小时是非常有可能的，请孕妈妈不要太过着急。

另外，胎心监护只能在特定时段监测而不能按照需要监测，所以还需要孕妈妈养成每天自行监测胎动的习惯。

17. 36周开始，
每周进行胎盘功能检查

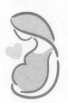

自孕36周开始，应定期到医院做有关胎盘功能的检查，关注胎盘的健康状况。医生会根据你的综合情况来判定是否存在胎盘功能不全，或做进一步干预措施。下面是胎盘功能的检查方法：

胎动计数：

因为胎动和胎盘的供血状态有密切联系，如果胎盘功能减退，胎儿可因慢性缺氧而减少活动。如果胎儿在12小时内的活动次数少于10次，或逐日下降超过50％而不能恢复，或突然下降超过50％，就提示胎儿缺氧。准妈妈应高度重视，及时采取左侧卧位，以增加胎盘血流，并到医院做进一步检查和治疗。

化验检查：

胎盘分泌绒毛膜促性腺激素、孕激素、胎盘生乳激素等，借助对胎盘分泌的这些激素的检查，可以看出胎盘功能是否正常。

胎心率监测：

目前大都使用"非加压试驻"（NST），如果胎动时呈现胎心率加速变化即属正常反应，意味着胎盘功能良好，一周内不会发生因胎盘功能减退所致的胎儿死亡。

B超检查：

B超检查包括胎儿双顶径大小、胎盘功能分级、羊水量等。准妈妈要注意胎儿可能出现的危险信号，如是否存在前置胎盘、有无脐带绕颈等问题。

18. 自己测腰围，怎么测

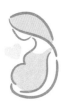

从孕16周开始，准妈妈要自己学着测量腹围了。腹围怎么测量？不同时期的腹围又有什么不同呢？

测量方法

准妈妈测量腹围时，应取立位，以肚脐为准，水平绕腹一周，测得的数值即为腹围。腹围平均每周增长0.8厘米。怀孕20~24周时增长最快。怀孕34周后，腹围增长速度减慢。如果以妊娠16周测量的腹围为基数，到足月平均增长值为21厘米。

不合乎标准不一定不健康

如果测得的结果不符合标准，准妈妈往往会担忧和困惑。实际上，每个准妈妈腹围的增长情况并不完全相同。这是因为：

- 未孕时，每个人的胖瘦不同，腹围也不同。
- 孕后腹围的增长不仅仅是由胎宝宝和子宫的增大所致，准妈妈本人的因素也占很大比例。有的准妈妈有妊娠反应，进食不是很好，早期腹围增加并不明显。待反应消失，食欲增加后，准妈妈的体重才开始增加，腹围也就随之增大。
- 有的准妈妈怀孕后体重迅速增加，腹部皮下脂肪增厚较快，腰围、腹围增长快。
- 有的准妈妈水钠潴留明显也会使腹围增加明显。

所以，单以腹围的增长来衡量胎宝宝的增长情况是有局限性的。关于是否要定期测量腹围，专家们对此尚有争议。因此，是否要测腹围，可根据个人情况而定；同时要结合其他检查综合分析，这样才能更确切地了解胎宝宝的增长情况。

19. 自己就能 测量宫底高

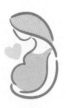

所谓宫底高是指从下腹耻骨联合的上缘至子宫底间的长度。宫底高度因准妈妈的脐耻间距离、胎儿发育情况、羊水量、单胎或多胎等稍有差异。一般情况下，医生可通过产前检查了解胎儿发育情况，判断胎儿大小。

从36周开始，就可以让准爸爸给你测量宫底高了。方便的话，可以每周都测量，把测量数据记录下来，画成曲线，看看宫底高的增加是否在正常范围之内，测量方法如下：

- 排尿后平卧于床上。
- 准爸爸用软尺测量耻骨联合上缘中点至宫底的距离。

准妈妈也可以参考下表中的数据，自己估算宫底高。

子宫高度与孕周的关系

孕周	手测宫底高度	尺测宫底高度(厘米)
12周末	耻骨联合2~3横指	
16周末	脐耻之间	
20周末	脐下1横指	18（15.3~21.4）
24周末	脐上1横指	24（22.0~25.1）
28周末	脐上3横指	26（22.4~29.0）
32周末	脐与剑突之间	29（25.3~32.0）
36周末	剑突下2横指	32（29.8~34.5）
40周末	脐与剑突之间或略高	33（30.0~35.3）

20. 胎动的 记录方法

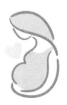

胎动是显示胎宝宝生命活力的重要指标，同时还是母子之间特殊的沟通方式，有人把胎动形象地比喻为"胎宝宝打给妈妈的电话"，实际上胎动更是胎宝宝健康状态的晴雨表。

胎动规律

孕16~20周，大多数准妈妈可感到胎动，夜间尤为明显。孕28~34周为胎动量频繁的时期，接近足月时略微减少。胎动一般每小时3次以上，12小时内胎动为30~40次。

如何计数胎动

从妊娠28周开始至临产，准妈妈每天8~9点、13~14点、18~19点，各计数胎动1次，每次计数1小时，3次计数相加乘以4，就是12小时的胎动数。如果每日计数3次有困难，可于每日临睡前1小时计数1次。将每日的数字记录下来，画成曲线。计数胎动时，准妈妈宜取左侧卧位，环境要安静，思想要集中。

计数胎动的意义

胎动的次数、快慢、强弱等可以提示胎儿的安危。胎动正常表示胎盘功能良好，输送给胎儿的氧气充足，小生命在妈妈的子宫里愉快健康地生长着。如果12小时内胎动少于10次，或1小时内胎动少于3次，往往表示胎儿缺氧，准妈妈不可掉以轻心，应立即就医。

怀孕29~38周是胎动最频繁的时期，接近足月时则略微减少。准妈妈可以从本周开始每天记录胎动。每日记录胎动，是监测胎儿健康的简单、经济而又有效的方法，它不仅可及时发现胎儿缺氧或胎盘功能不足的情形，还可减少准妈妈因过度紧张而造成的疑虑。一旦发现胎动不正常，可以及时就医，减小意外发生的概率。

21. 这些现象为 孕期危险信号

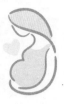

准妈妈孕育宝宝的过程，既充满希望和快乐，又潜伏着危险。准妈妈需要注意胎心传递的危险信号。

胎动减少

胎动是胎儿生命征兆之一，准妈妈经常掌握胎动情况，可以了解胎儿的安危，及时发现问题。当胎盘功能发生障碍、脐带绕颈、准妈妈用药不当或遇外界不良刺激时，则可能引起不正常的胎动。若在1小时以内，胎动少于3次；或12小时以内，胎动少于10次，则说明胎儿有宫内缺氧的危险，应去医院检查，及时处理。

子宫增长过缓

孕28周后，如产前检查发现准妈妈的宫高低于该孕周宫高的标准值，就有胎儿生长受限的可能。最后要由有经验的医师根据宫底高度测量和B超检查的结果来综合判断并确诊。

阴道出血

准妈妈在孕晚期如果出现前置胎盘或胎盘早剥的现象，通常会突然出现阴道出血。此外，子宫颈长息肉或恶性肿瘤，也会出现阴道流血的现象，需要及时就医。到达医院后，医生会先检查胎儿的心跳是否还在。如果心跳仍在，只是有所减弱，可能要立即将胎儿产下。

临产提前

怀孕中晚期，如果出现腹部胀痛、破水，或者阴道见红，子宫强烈收缩并引起下坠感，肚子明显变硬，这些都是早产的迹象。早产儿因未成熟，出生后容易出现各种并发症，如呼吸窘迫、颅内出血、低血糖等，早产儿的死亡率远高于足月儿。

22. 认清临产 七大征兆

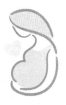

预产期临近的时候，准妈妈随时都可能分娩，为了避免突然分娩带来的慌张，高龄准妈妈们要记住以下七大临产症状。

* 宫底下降：胎头入盆，子宫开始下降，减轻了对膈的压迫，准妈妈会感到呼吸困难有所缓解，胃的压迫感消失。

* 腰背部疼痛：随着宝宝越来越重、下降得越来越低，子宫和骨盆的韧带组织受到的拉扯更大了，会造成准妈妈的腰背部出现酸痛的现象。

* 大、小便次数增加：胎头下降会压迫膀胱和直肠，使得小便之后仍感觉有尿意，大便之后也不觉得舒畅痛快。

* 分泌物增多：自子宫颈口及阴道排出的分泌物增多。

* 胎动减少：若持续12小时感觉不到胎动，应马上就医，排除导致胎儿缺氧的因素。

* 体重增加停止：有时还有体重减轻的现象，这标志着胎儿已发育成熟。

* 不规律宫缩：从孕20周开始，时常会出现不规律宫缩。从不舒服渐渐变得很痛，就像是痛经一样。虽然这些分娩前的宫缩强度比不上真正分娩时的宫缩，不过还是强到可以让子宫颈开始变薄，或是消失，你的子宫颈会从厚壁的圆锥状变成薄壁的杯形。这些收缩到了分娩前夕会变得更强，而且会持续加强，这样断断续续从分娩前1~2周开始，一直持续到分娩。

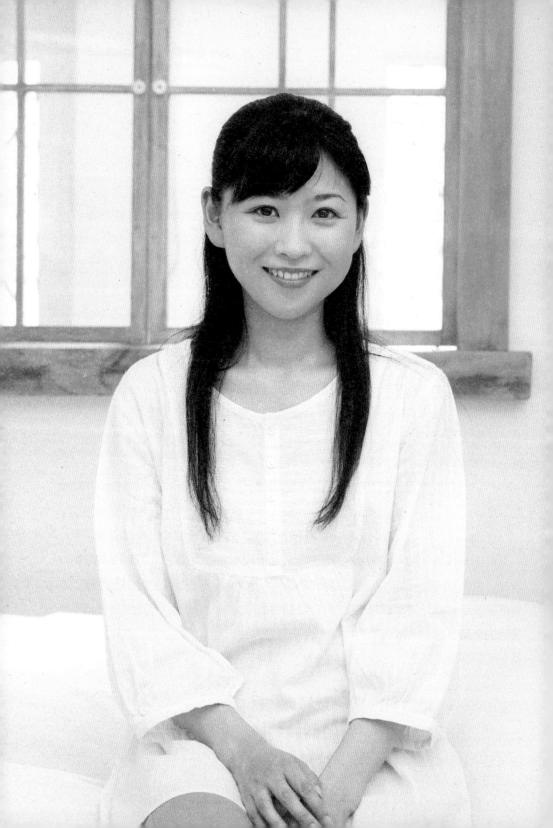

Part 06

对"痛"下药，

精心呵护准妈妈

怀孕之初，高龄准妈妈容易遭受头晕、感冒、便秘、失眠等症的折磨；进入怀孕中期，又要提防先兆流产、宫外孕、出血等危险的出现；临近分娩，羊水栓塞、产后出血、产后发热等问题又让准妈妈防不胜防。所以，只有采取周全的应对措施，才能及时处理这些不适和症状，确保准妈妈和宝宝安稳度过每一天。

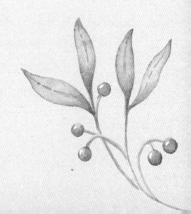

1. 口腔不适怎么办

孕期是一个特殊的生理时期，由于准妈妈的内分泌和饮食习惯发生变化、体力消耗增加等，往往容易引起牙龈肿胀、牙龈出血、蛀牙、口腔异味等口腔疾病。

口腔不适对于准妈妈的危害是显而易见的——孕期需要充足的营养，各种口腔不适都会严重妨碍营养的吸收。

由于孕期拔牙等治疗有导致流产的危险（在怀孕之前检查一下牙齿是非常必要的），基于准妈妈的舒适感和牙科治疗的安全考虑，应尽量避免在孕早期和孕晚期做牙齿治疗。在孕中期时，如果准妈妈身体情况稳定，可进行一些牙科治疗，以免口内有蛀牙或牙周病。若到孕晚期发生更严重的病变，将对母胎健康造成不利影响。

饮食调理

为了顾及准妈妈口味的改变和爱好，各式酸、甜、苦、辣的食物，孕期都可以酌量食用，但应避免食用过于辛辣的食物，以免肠胃无法负荷。有些准妈妈吃太多酸、辣或过于生冷的食品，对牙齿没有好处，还会导致剧烈腹泻，严重者还可引发流产。

怀孕期间增加某些营养素的摄入，不仅可以起到保护准妈妈的作用，使机体组织对损伤的修复能力增强，对胎宝宝的牙齿和骨骼的发育也有帮助。除了充足的蛋白质外，维生素A、维生素D及钙、磷等一些矿物质的摄入也十分重要。

木糖醇是一种从白桦树或橡树中提取的甜味剂，不含蔗糖，因此，不会引起蛀牙。含有木糖醇的口香糖具有促进唾液分泌、减轻口腔酸化、抑制细菌和清洁牙齿的作用。研究发现，坚持每天食用木糖醇含量占50%以上的口香糖，可以使蛀牙的发生率减少70%左右。

2. 鼻出血怎么办

准妈妈鼻子出血了，请不用担心，流鼻血是怀孕期间较常见的一种现象，在孕早期、孕中期、孕晚期都有可能出现。这是由于准妈妈体内分泌的大量的孕激素使得血管扩张，容易充血。同时，准妈妈的血容量比非孕期增高。而人的鼻腔黏膜血管比较丰富，血管壁比较薄，所以容易破裂引起出血。尤其是当准妈妈经过一个晚上的睡眠，在早上起床后，体位发生变化或擤鼻涕时，更容易引起流鼻血。

预防措施

· 注意饮食结构，少吃辛辣的食物，多吃含有维生素C、维生素E的食品，以巩固血管壁，增强血管的弹性，防止破裂出血的情况发生。

· 少做擤鼻涕、挖鼻孔等动作，以避免因损伤鼻黏膜血管而出血。

· 改变室内湿度，使用加湿器，维持室内适宜的湿度(45%~55%)，日常可用淡盐水或鼻腔清洗液清洗鼻腔。

处理方法

· 流鼻血时，可到阴凉处坐下或躺下，抬头，用手局部捏住鼻子，然后将蘸有冷水的药棉或纸巾塞入鼻孔内。

· 在额头上敷上冷毛巾，并用手轻轻地拍额头，从而减缓血流的速度。

· 一旦发生鼻出血，立即用冷毛巾敷鼻根部，用手捏住鼻孔，流血会很快停止。

· 左鼻孔流血，举起右手臂；右鼻孔流血，举起左手臂，数分钟后即可止血。

3. 感冒怎么办

感冒是我们日常生活中最常见的病症，高龄准妈妈是最容易感冒的群体。准妈妈最好避免患感冒，平时要尽量少到公共场所，要加强营养，保证充足的睡眠，少与感冒患者接触，以减少感染的机会。还可以按照如下方法来预防感冒：

盐水漱口

每天清晨起床洗漱后，用盐水漱口，再喝半杯白开水，不但可预防感冒，还对牙龈的健康有好处，因为孕期牙龈充血，易患牙龈炎。

选对洗脸水

早晨起床后，用冷水洗脸可增强抗感冒的能力。晚上可用温水洗脸，以免由于冷的刺激而影响睡意。

保持恰当的室内湿度

冬季空气湿度低，尤其是在北方，室内多用暖气取暖，空气非常干燥，干燥的空气更利于病毒在呼吸道内聚集生长。为了防止感冒的发生，可使用加湿器令室内的湿度保持在45%左右。

开窗通风

大多数人都喜欢在早晨打开门窗换气，而后就一天门窗紧闭了。这样不好，应让新鲜空气不断进入室内，至少在午睡后和晚睡前要进行通风换气。需要注意的是，要在太阳出来后再开窗换气，如果太阳还没有出来就开窗通风，此时室外的二氧化碳浓度较高，对准妈妈健康不利。

ꙮ 避开人群，坚持锻炼

尽量不去或少去人群密集的公共场所，人越多，被感染的概率越大。另外，锻炼是提高身体抗病能力的有效途径，准妈妈在整个孕期都要坚持锻炼。

ꙮ 必要时喝红糖姜水

当准妈妈受凉，或感觉要感冒时，喝一碗温热的红糖姜水，然后美美地睡上一觉。醒来后，要感冒的症状很可能就会消失。

若不幸患上感冒，准妈妈应在医生的指导下，选用安全有效的方法进行治疗，自己千万不可随意服药，以免对母体和胎儿造成不良影响。一般可选用以下几种方法：

● 轻度感冒

如果准妈妈感冒了，但不发热，或发热时体温不超过38℃，可增加饮水量，补充维生素C，充分休息，感冒的症状就可得到缓解。如果准妈妈有咳嗽等症状，可在医生的指导下用一些不会对胎儿产生影响的中药。

● 重度感冒，伴有高热、剧咳

当准妈妈发热体温在39℃以下时，可选用柴胡注射液退热和纯中药止咳糖浆止咳。同时，也可采用湿毛巾冷敷，或用低度的酒精擦浴，这样可起到物理降温的作用。抗生素可选用青霉素类药物，不可使用喹诺酮（如氟哌酸等）和氨基糖苷类（如链霉素、庆大霉素等）药物。

4. 贫血怎么办

妊娠期，孕妇因生理因素的影响，血液中的血红蛋白会相对降低，或铁、叶酸、维生素等营养物质摄入不足而引起血红蛋白不足。当孕妇的血红蛋白低于一定数值时即可出现贫血，即缺铁性贫血和叶酸缺乏性贫血。

缺铁性贫血是孕期最常见的贫血，一般开始出现于孕20~24周。铁是制造血红蛋白的基本元素，含有血红蛋白的红细胞能把氧气运送到身体的其他细胞。在怀孕期间，体内的血液量会增加30%~45%。因此，准妈妈需要更多的铁来为额外增加的血液量合成血红蛋白，以满足发育中的胎儿和胎盘的需要。但大部分女性在怀孕开始时都没有储存足够的铁，尤其是孕中晚期，很容易出现贫血的症状。

叶酸缺乏性贫血又称营养性大细胞性贫血，主要是由于准妈妈怀孕后身体缺乏叶酸而引起的。怀孕后，准妈妈的身体对叶酸的需求量由孕前的50~100微克增加到150~300微克，却因为胃酸分泌减少，胃肠蠕动减弱而影响了对叶酸的吸收。加上妊娠期叶酸从尿中的排出量增加，如果动物性蛋白质和新鲜蔬菜进食得少，很容易缺乏叶酸，从而引发叶酸缺乏性贫血。

饮食调理

缺铁性贫血的准妈妈可适当多吃富含铁的食物，如动物肝脏、猪血、枸杞、牛肉及蛋类、豆制品等。此外，维生素C可以促进铁质的吸收和利用。因此，患有贫血的准妈妈应每天坚持食用一些富含维生素C的新鲜蔬果和乳类，如芥菜、胡萝卜、番茄、黄瓜、豌豆、木耳、牛乳等。

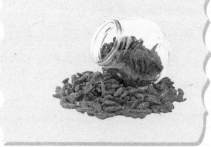

5. 头晕怎么办

很多高龄准妈妈总是会突然感到一阵晕眩，特别是早晨起床后或久坐起立时，虽然晕眩感很快就会过去，但常常又会莫名其妙地再次出现。造成孕期头晕的因素究竟是哪些呢？

低血糖

怀孕后，准妈妈的新陈代谢加快，以至于准妈妈的血糖偏低，容易出现头晕、心悸、乏力、手颤和出冷汗等症状。

针对这种情况，准妈妈要注意营养的摄入，一日三餐要吃好，尤其是早餐更要重视。平时注意多吃高蛋白和高糖的食物。

低血压

胎盘会分流一部分血液，因此，准妈妈的血容量会稍稍有些下降，而血压下降会导致大脑供血不足，从而出现头晕、眼花和眼前发黑等症状。

如果准妈妈是这种原因造成的头晕，坐着或者躺着时，不要一下子站起来，变换姿势时要尽量放慢动作，以免大脑供血不足。要多喝白开水，以增加血容量；洗澡时，水温不宜过高，以防血管扩张、血压下降。头晕发作时，最好立即坐下，或者左侧卧休息。

生理性贫血

怀孕会使准妈妈的血液相对稀释，红细胞数和血红蛋白量下降，造成生理性贫血，从而引起暂时性的晕眩。准妈妈要多吃一些含铁的食物，如瘦肉、海带、木耳和花生等。

在这里需要向准妈妈说明的是，如果你只是偶尔有轻微的晕眩症状，就不必太担心；但是如果头晕比较严重，而且持续时间长，那么你就一定不要轻视。最好去医院做一个详细的检查，查明病因，对症治疗，以免发生意外。

6.头痛怎么办

很多高龄准妈妈在孕早期还会出现头痛的现象，有的准妈妈是偶然发生的，也有的准妈妈是持续不断发生的，这到底是怎么回事？能不能预防呢？如果头痛该怎么办？

孕期头痛的原因

血压及体内激素分泌的变化，会导致头痛的发生。

疲劳、饥饿、脱水、压力、缺少新鲜空气和运动，都可能对准妈妈头痛的次数和强度产生影响。

鼻窦充血也可能导致集中于颧骨后部的头痛。

孕期头痛的预防

* 注意休息和放松。尽可能多休息，如果有必要，就要停止工作；或者可以的话，换一个具有灵活性的工作。尽量给自己留出一些时间，以便你有机会放松、运动、呼吸新鲜空气，各种不同的放松方法都有助于改善你的头痛。

* 保证营养均衡。吃各种类型、各种颜色的丰富多样的食物，这是保证各种基本营养均衡的最简单方法。还要注意按时吃饭，以使血糖水平稳定。如果一顿吃得不多，可以少食多餐。

孕期头痛的应对措施

以下这些方法对头痛有一定的缓解作用，头痛的准妈妈不妨试一试。

* 可以把中药和小麦枕头放在微波炉里加热后放在头部患处，这样准妈妈会感觉好一些。

* 可以把一块小毛巾泡在温水中，挤出水后敷在疼痛处。

7. 腹痛怎么办

孕期腹痛是准妈妈最常见的症状。腹痛有可能是正常生理反应，也有可能是疾病警告。哪些腹痛是正常的生理反应，哪些是身体发出的疾病警告？准妈妈应谨慎辨别。

在孕早期，有些腹痛是生理性的，即由于怀孕所引起的正常反应；有些却是病理性的，可能预示着流产等危险的发生。但总的来说，在孕早期出现腹痛，特别是下腹部疼痛，准妈妈首先应该考虑妊娠并发症，常见的并发症有先兆流产和宫外孕两种。

在孕期出现的一些疾病也可引起准妈妈腹痛，但这些病与怀孕无直接关系，如阑尾炎、肠梗阻、胆石症和胆囊炎等。由于在孕期出现腹痛比较常见，所以有时出现了非妊娠原因的腹痛，易被准妈妈忽视。

有些准妈妈认为在孕早期出现腹痛可能是偶然的，不要紧，只要躺在床上休息一下就好了。这种盲目采取卧床保胎的措施并不可取，正确做法是及时到医院检查治疗，以免延误病情。此外，在饮食上要注意以下要点：

* 按时进食，吃好每一顿正餐。

* 注意饮食调养，膳食应以清淡、易消化为原则。

* 对于偶然的疼痛，不需要特别补充某些营养素，但为了保障胎宝宝的正常发育，此时还是有必要摄入充足的维生素和各种矿物质。

* 如仅仅是生理性的腹痛，可适当喝一些姜糖水，可以暖胃，还能减轻早孕反应。

* 拒绝刺激性食物，不吃过酸或味道浓烈的食物，也不要喝碳酸饮料。

8.心悸、呼吸 困难怎么办

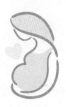

怀孕后期，由于子宫越来越大，压迫心脏和肺，使心脏负荷加重、肺部容量变小，平时毫不费力的动作也会引起心悸、呼吸急促、大口喘气，有时还会出现心律不齐。躺下时，也会因肺部受到压迫而感到胸闷、呼吸困难。若准妈妈站立时无此类问题，躺下时才开始感觉呼吸困难，则属于正常现象，与胎儿本身的心跳与呼吸没有关系。

评估胸闷的现象时，须先排除与怀孕无关的因素，如心肌梗死、肺病、氧气不足等，这些病症都可能造成呼吸困难。

生活调理

平时要多卧床休息。若仅仅是由于怀孕造成的呼吸困难，准妈妈在睡觉时采用半坐姿会较为舒适。

学会腹式呼吸法。准妈妈练习腹式呼吸，不仅能给胎儿输送新鲜的空气，而且可镇静神经，消除紧张与不适，在分娩或阵痛时还能缓解紧张的心理。

不要勉强去干费力的活，上下楼梯要慢走。

如在走路时发生心悸和呼吸困难，要停下来休息。

腹式呼吸法的具体做法：

首先，平静心情，并轻轻地告诉胎儿："宝宝，妈妈给你输送新鲜空气来啦。"然后，背部紧靠椅背挺直，全身尽量放松。双手轻轻放在腹部，在脑海里想象胎儿此时正舒服地居住在一间宽敞的大房间里，然后鼻子慢慢地长吸一口气直到腹部鼓起为止，再缓慢呼出。每天练习不少于3次。需要注意的是，准妈妈进行腹式呼吸法前，最好请专业人士指导一下，以免做法不得当。

饮食调理

* 不要一次性进食太多，以少食多餐为佳，多摄取易于消化且营养成分高的食物。

* 保证营养全面，限制钠的摄入，增加铁、钙与维生素B$_1$的摄入，为分娩做好准备。

* 饮食应以高蛋白质、高维生素、低脂肪及低盐为宜，孕晚期每日食盐摄取量不宜超过5克。

* 注意调整食量，适当控制体重，以免加重心脏负担。准妈妈要正确应对心悸、呼吸困难。

* 宜多吃些桑葚、松子仁、枸杞、葡萄、阿胶等食物。

* 忌食胡椒、红干椒、花椒、肉桂、烧酒、丁香、葱、姜、蒜等辛热香燥之物。

9.腰背疼痛 怎么办

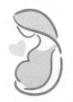

不少准妈妈进入孕晚期时，会出现腰背疼痛的情况，而高龄准妈妈出现这种情况的概率更高一些。

原因

● 耻骨联合的轻度分离。体内激素的改变，特别是孕激素的影响，使得骨盆关节韧带松弛，松弛后引起耻骨联合轻度分离，分离后导致关节的疼痛。这种耻骨联合分离所致的疼痛，一般人是可以忍受的。若大幅度耻骨错位，导致韧带拉伤、水肿、行走困难，就必须卧床休息。

● 受到逐月增大的子宫的压迫。随着孕期的变化，子宫增大，因为子宫是向前增大的，逼迫准妈妈挺起身子，头和肩向后，腹部往前凸，腰也往前挺，时间久了就会引起腰背酸痛了。

腰背疼痛怎么办

● 定期检查，坚持做一些适宜的活动。重视孕期检查，定期了解耻骨分离的具体情况，加强体育锻炼，经常进行适宜的伸展大腿运动，增强肌肉与韧带的张力和耐受力。

● 以休息为主。长时间保持某一姿势，或腰背部受凉，这些均能加重疼痛。准妈妈可以采取比较舒适的姿势，使背部肌肉放松。如半躺，将双腿架高一点儿，使血液回流顺畅，以减轻下肢的水肿。

● 疼痛厉害的话，应马上就医。如果右侧腰部痛得比较厉害的话，还是去医院看看为好，看看是否有慢性的肾盂肾炎、泌尿系统感染。

10. 坐骨神经痛 怎么办

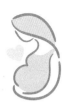

孕中后期，准妈妈的身体会释放一种耻骨松弛激素，来使骨盆及相关的关节和韧带放松，从而为分娩做好准备，但会导致腰部的稳定性减弱。同时，胎宝宝在子宫内逐渐发育长大，使腰椎负担加重。在此基础上，如果准妈妈再有腰肌劳损和扭伤，就很容易发生腰椎间盘突出，从而压迫坐骨神经，引起水肿、充血，产生坐骨神经刺激症，即坐骨神经痛。大部分准妈妈在分娩后，其坐骨神经痛能自愈。即便如此，出现坐骨神经痛，准妈妈也不可大意，并应从以下两方面进行调养。

注意休息，避免劳累

因为怀有胎宝宝，准妈妈患坐骨神经痛后，往往没有很好的治疗方法，所以应避免劳累，宜穿平底鞋并注意休息。

可平躺，将脚架高，使得脚的位置和心脏的位置接近，使静脉回流更为舒畅。

平常生活中不能掉以轻心，注意劳逸结合，避免做剧烈的体力劳动。

搬挪物品时，最好不要弯腰，而是采用下蹲的姿势。

睡觉时应该选择硬板床，最好采用侧卧位，并在两腿膝盖间夹一个枕头，以增加流向子宫的血液。平卧要在膝关节下面垫上枕头或软垫。

注意坐姿和时间

在坐的时候，可以将椅子调到舒服的高度并在腰部、背部或颈后放置舒服的靠垫，以减轻腰酸背痛的不适。注意不要坐或站立太久，工作约1小时就要休息10分钟，起来活动活动或轻轻伸展四肢。

11. 下肢静脉曲张 怎么办

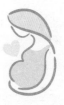

从孕7月开始，准妈妈小腿上便出现了弯弯曲曲、凸出肤面的青紫色血管，双腿有沉重感、肿胀感和蚁走感，这种现象在医学上被称为下肢静脉曲张，经常站着工作或生育过多的准妈妈易出现。

症状及原因

下肢静脉曲张一般发生在妊娠后期，但也有准妈妈在妊娠中期就出现了这一症状。

准妈妈之所以会出现下肢静脉曲张，是因为随着胎宝宝的长大和羊水量的增加，子宫会压迫腿部静脉和盆腔内的静脉，使静脉血液回流受阻，致使腿部的内侧面、会阴、小腿和足背的静脉弯曲，形成下肢静脉曲张。

初次怀孕的准妈妈遇到下肢静脉曲张时，不要过于紧张，这种妊娠性下肢静脉曲张会随着妊娠的结束慢慢消失。

饮食调理

饮食在下肢静脉曲张的治疗中起着很重要的作用。

* 首先，准妈妈要选择吃低热量的食物。为减少身体脂肪，进入孕中期的准妈妈可以食用西蓝花、芹菜、菠菜、鲤鱼、牡蛎、脱脂牛奶等低糖、低脂肪的食物，以促进血液循环，保持合适的体重，避免因过多的脂肪增加水肿，加重下肢静脉曲张。如果准妈妈已经患上下肢静脉曲张，食用以上食物也可以改善病情。

* 其次，要注意补充水分，促进新陈代谢。水分是新陈代谢过程中的重要物质，它可以把新陈代谢产生的废物带出人体。所以，为了缓解下肢静脉曲张，准妈妈要多喝水。另外，准妈妈也可以通过多吃蔬菜和水果补充水分。

☺ 生活调理

为了防止和减轻下肢静脉曲张带来的不适，可采取以下措施：

* 注意休息，不要久坐或负重，适当减少站立不动的时间，养成每天步行半小时的习惯。

* 选择合脚的鞋子，不要穿高跟鞋或高筒靴。家中如果是木地板，可赤足或穿拖鞋，以改善足部血液循环，并使肌肉得到锻炼。

* 每天午休或晚间睡觉时，足部应抬高30厘米左右，可在脚下垫一个枕头或坐垫。

* 尽量减少增加腹压的因素，如咳嗽、便秘等病症。

* 蹲厕的时间不宜过长。

* 避免使用可能压迫血管的物品，如太紧的袜子和靴子，也不要用力按摩腿部。

* 洗澡水的温度要与人体温度相同。不要用太热或太冷的水洗澡，以免引起血管膨胀或收缩。

* 已患有下肢静脉曲张的准妈妈，应避免靠近热源，如暖气片、火炉或壁炉，并应禁止长时间进行日光浴，因为热气能加重血管扩张。

* 有严重的下肢静脉曲张的准妈妈需要卧位休息，用弹力绷带缠缚下肢，以预防曲张的静脉结节破裂出血。

* 一般下肢静脉曲张在分娩后会自然消退。若下肢静脉曲张发展过于严重，产后需要考虑外科手术治疗。

12. 盆区疼痛怎么办

到了孕中期，尤其是孕晚期的时候，有些准妈妈会感觉臀部周围有一些不适，甚至是疼痛。这是什么原因造成的？

* **盆区骨关节疼痛**。这种原因导致的疼痛不是很厉害，一般只感觉到腰酸。这种疼痛与怀孕后韧带松弛有关，是孕激素分泌导致的。

* **坐骨神经痛**。坐骨神经痛是由于炎症或脊骨错位时坐骨神经受到压迫造成的，一般发生在孕中期，孕晚期可能会好转。一般从臀部向腿部延伸，有时伴有刺痛感。

* **耻骨联合分离**。这种原因导致的疼痛较剧烈，有时甚至疼得不能动。一般发生在孕晚期，发生这种疼痛时，准妈妈应及时就医。

* **异常妊娠导致的疼痛**。异常妊娠有时会伴有疼痛，如流产、妊娠并发消化道疾病、阑尾炎等。发生这种原因导致的疼痛，准妈妈需要立即就医。

* **炎症引发的疼痛**。这种疼痛不多见，一般发生在那些患有慢性盆腔炎或有过手术史的准妈妈身上。因为手术的伤口在怀孕后受到牵拉，导致粘连，所以会出现疼痛。

孕期如何预防骨盆疼痛

* 站立时骨盆稍后倾，抬起上半身，肩稍向后落下，避免长时间站立。
* 坐时后腰要舒服地靠在椅背上，上半身要伸直，不要长时间坐无依靠的板凳。
* 行走时全身放松，不穿高跟鞋。
* 睡觉可采用蜷曲侧卧睡姿，仰卧时将枕头垫于膝关节下。
* 如果孕妈妈每天的站立时间有4～5小时，腰部酸痛得受不了，不妨白天用护腰带，可能会起到很好的效果。

13. 小便失禁怎么办

有的准妈妈在咳嗽、打喷嚏、大笑、走路急或跑的时候，不能控制小便而出现尿失禁的现象，这可能只是一时的尿道括约肌功能失调；但如果此症状持续较久，就属于病态。

生活调理

出现尿失禁，不必害怕，不要经常下蹲，尽量避免从事重体力劳动，不要提重的物品，以免增加腹压。

积极治疗咳嗽，保持大便通畅。

每天进行盆底肌肉功能锻炼，有节奏地收缩肛门和阴道，每天2~3次，每次5分钟，一个月后会有明显的改善。

饮食调理

孕期小便失禁的饮食对策是多吃蔬菜、水果，尤其是富含纤维素的蔬菜、水果。此外，还要多吃营养丰富、容易消化的食物，如牛奶、鸡蛋等。

14. 便秘怎么办

怀孕之后，激素的分泌会不断增加，使肠胃蠕动减慢，再加上子宫日渐增大，压迫到直肠，若此时孕妈妈运动量少并缺乏纤维素食物，则很容易导致便秘的发生。

怀孕后半期，由于渐长的胎儿压迫肠胃消化道，造成肠子的蠕动减慢，加上安胎卧床休息，缺乏运动，所以更容易发生便秘。但便秘是可以预防的，具体方法有：

* 养成每天固定时间排便的习惯。
* 保持愉快的心情。
* 摄取足够的水分。
* 采取高纤维饮食（指每日摄取粗纤维13克）。

多吃预防便秘的食物

* 奶类及其制品。
* 肉类、蛋类、油脂类。
* 豆类：未加工的豆类，如黄豆及其制品、绿豆、红豆等。
* 蔬菜类：粗纤维多的蔬菜，如竹笋、芹菜等；蔬菜的梗、茎。
* 水果类：未过滤的果汁；含高纤维素的水果，如梨、哈密瓜、桃子、苹果、枣子、黑枣等。
* 五谷根茎类：全谷类及其制品，如米糠、糙米、麦麸、燕麦、玉米、全麦面包、黑面包、麸皮面包等。

15.腿抽筋怎么办

孕妈妈腿部抽筋常发生在孕中期，通常孕5月的孕妈妈较常出现。抽筋的原因为孕妈妈子宫变大，下肢负担增加，下肢血液循环不良。另外，寒冷也可能引起腿部抽筋。

抽筋常发生在夜晚睡梦时分，这是由不当的睡眠姿势维持过久所致。若孕妈妈的钙元素或矿物质不足，或体内钙、磷比例不平衡，使得体内电解质不平衡，也容易引起抽筋。

🐾 生活调理

孕妈妈平时要注意适当休息，避免腿部过度疲劳，做好腿部保暖，可进行局部按摩、热敷。睡觉时最好采用左侧卧位，睡前把脚垫高，以维持血液回流的较佳状态，这样可预防腿部抽筋。当腿部抽筋时，可平躺将腿部伸直，脚跟抵住墙壁；也可以请人协助，一只手按住孕妈妈的膝盖，另一只手从腿肚往足部方向推，以拉直小腿。

🐾 饮食调理

孕妈妈要保持营养均衡，多摄入高钙食物，如奶制品、豆制品、鸡蛋、海带、木耳、鱼虾等，同时补充一定量的钙制品。维生素D能调节钙、磷代谢，促进钙的吸收，孕妈妈除了服用维生素D片剂外，也可通过晒太阳的方式在体内合成维生素D。另外，适量补充镁元素也可改善抽筋的症状。

16. 失眠怎么办

良好的睡眠质量对于准妈妈来说非常重要，然而到了孕晚期，因为身体原因，准妈妈们却常常受到失眠的困扰。那么，怎样才能保证高质量的睡眠呢？

准妈妈可以试试以下方法，帮助自己放松神经，睡个好觉。

- 上床前冲个澡，或者用32~35℃的热水泡脚，泡20分钟即可。

- 养成每天定时起床的好习惯，天气好时要常去户外活动。

- 上床后脑子里不要想事情，但控制不住时也不要着急，因为这时所想之事都较为支离破碎，只要不把它们连起来完整化，不往深、细、复杂化去想即可。

- 选择舒适的体位，放松全身肌肉，标准为感觉身体的各部分都很沉重。操作时要轻松呼吸，双目闭合，眼球不要转动，固定"注视"某一点，同时在心里提示自己："我的胳膊好沉好没劲，我的腿和脚也没劲了，我要睡了。"

17. 临产期焦虑怎么办

到了孕后期，经历了漫长孕程的你开始盼望宝宝早日降生。是的，宝宝就快要出生了，你们很快就可以见面了，你应该高兴才是。然而，实际情况可能恰恰相反，越是临近分娩，你越容易被各种各样的问题困扰，并因此而变得焦虑。

👣 准妈妈的焦虑点

◆ **焦虑一：预产期快到了，宝宝怎么还不出生？**

到了预产期并非就会分娩，提前两周、过后两周都是正常的情况。你既不要着急，也不用担心，因为这样无济于事，只能是伤了自己的身体，影响了胎儿的发育。

◆ **焦虑二：分娩的时候会不会顺利？**

现在，正规的大医院妇产科都有着丰富的接生经验和良好的技术设备，并且有许多专业的医生、护士随时监控你的分娩进程。你要对自己有信心，要勇敢面对！

◆ **焦虑三：胎儿会不会健康？**

看看你的妇产科医生怎么说吧！整个孕期你都坚持产检，并且医生也一再让你放宽心了，你还焦虑什么呢？要知道，不必要的焦虑可对宝宝的健康不利哦。

👣 应对临产前焦虑的生活调理

以上的临产期焦虑综合征其实都是因为你对自己和胎儿健康状况的不自信。我们建议你通过一些方法来转移注意力，如听听音乐、下下棋、侍弄一些花草，或是给胎儿准备必备的物品等。实在不放心的话，就去医院咨询医生。

18.妊娠剧吐怎么办

　　女性在怀孕之后，体内的激素分泌增加，因此容易引起恶心、呕吐的发生。此外，在怀孕期间，孕妈妈体内会分泌大量的黄体素来稳定子宫，减少子宫平滑肌的收缩，但同时也会影响肠胃道平滑肌的蠕动，造成消化不良，出现反胃、呕酸水等现象。

　　除了生理状况改变之外，心理因素也会造成害喜的现象。有些妇女在怀孕之后，由于还不能适应孕期的生理变化，或是过度担心胎儿的生长发育，导致精神状况不佳、情绪不稳定，因而从心理压力转换为身体上的症状，造成恶心、呕吐的现象。一般来说，并不是所有的孕妈妈都会害喜，而根据孕妈妈体质、精神状况的不同，害喜程度也会有差距，通常体质较差、容易紧张的孕妈妈，其害喜症状会比较严重。

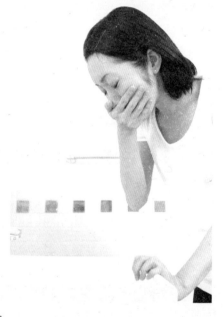

　　如果女性出现剧烈呕吐而不能进食的情况，要及时去医院就诊，因为妊娠剧吐会导致脱水、电解质紊乱，严重的甚至会危及孕妈妈的生命。约有半数以上的妇女在怀孕早期会出现早孕反应，包括头晕、疲乏、嗜睡、食欲不振、偏食、厌恶油腻、恶心、呕吐等。症状的严重程度和持续时间因人而异，多数在孕6周前后出现，8~10周达到高峰，孕12周左右自行消失。少数孕妈妈早孕反应严重，频繁恶心呕吐，不能进食，以致发生体液失衡及新陈代谢障碍，甚至危及孕妈妈的生命。在出现不适时，不要紧张，要以积极的心态面对。

19.妊娠性瘙痒怎么办

有些准妈妈总是感觉皮肤瘙痒，特别是在晚上，越抓越痒。这到底是怎么回事儿呢？

症状及原因

少数准妈妈在妊娠期间，尤其是在妊娠早期和晚期会出现部分或全身性皮肤瘙痒。瘙痒感有轻有重，轻者不影响生活和休息，只是皮肤有点儿痒，一般不被重视；严重者会痒得坐卧不安，难以忍受。

瘙痒分阵发性的和持续性的两种，无论是哪一种，都与精神因素有关。白天工作、学习紧张时，瘙痒可减轻或不痒；夜深人静时，瘙痒往往会加重，甚至越抓越痒。皮肤瘙痒有的短期内会自行消失，有的会一直持续到妊娠终止，分娩后很快消失。这是妊娠期间特有的症状，所以被称为妊娠性瘙痒。

生活调理

建议准妈妈穿着宽松、透气的衣物，避免闷热、挤压、摩擦。

阴部瘙痒的准妈妈不要过度清洁阴部，以免发生刺激性或干燥性外阴炎。不建议使用清洁剂或阴道冲洗液，因为这样会使正常细菌菌落被抑制，反而会使不正常的霉菌菌落滋生，造成更加严重的阴道炎。

饮食调理

首先，准妈妈应重视饮食调节，平时要多喝水，增加皮肤的水分供给。

其次，还应注意营养均衡，多吃新鲜蔬果及牛奶、豆浆等水分丰富的食物，还可常吃黄豆、花生等，它们含有不饱和脂肪酸，如亚油酸等。

20. 妊娠纹怎么办

不知从何时开始，准妈妈发现自己的肚皮中间出现了一条小小的细纹。到孕中期，这条细纹似乎突然增粗增黑了，看上去丑陋无比。这就是孕期的美丽杀手——妊娠纹。对于年纪稍长的高龄准妈妈来说，这种情况可能会更严重。那么，为什么会出现妊娠纹？出现妊娠纹又该怎么办呢？

症状及原因

怀孕时，肾上腺分泌的类皮质醇（一种激素）数量会增加，使皮肤的表皮细胞和纤维母细胞活性降低，以致真皮中细细小小的纤维出现断裂，从而产生妊娠纹。孕中晚期，胎儿生长速度加快或准妈妈的肚皮来不及撑开，都会造成皮肤真皮内的纤维断裂，从而产生妊娠纹。妊娠纹的常见部位在肚皮下、胯下、大腿、臀部，皮肤表面出现看起来皱皱的细长形痕迹，这些痕迹最初为红色，微微凸起，慢慢颜色会由红色转为紫色，产后再转为银白色。妊娠纹一旦产生，将会终身存在。避免体重突然增加、适当的运动与按摩，是避免妊娠纹产生的最有效的方法。

生活调理

按时作息，帮助身体建立规律的新陈代谢，有助于增加皮肤弹性。

从怀孕初期到产后3个月，每天早晚取适量抗妊娠纹乳液涂于腹部、髋部、大腿根部和乳房部位，并用手顺时针打圈轻轻按摩以帮助吸收，这样可减少妊娠纹的产生。即使产前没有妊娠纹的准妈妈也同样不能省去这个步骤，因为有些细微的妊娠纹在产后才会跑出来。

使用准妈妈专用的托腹带，既可以减轻腹部的负担，又能预防妊娠纹的产生。

洗澡时不要用太烫的水，水温过高会破坏皮肤的弹性。

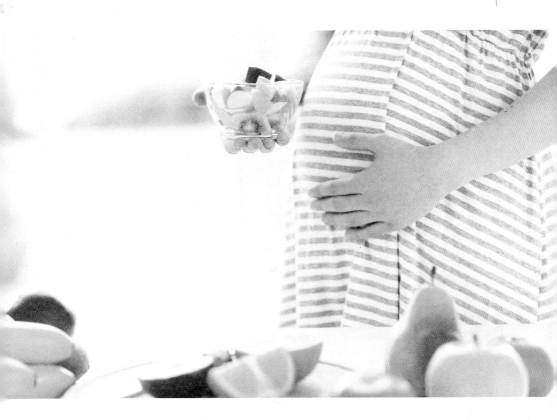

🐾 饮食调理

均衡摄取营养，保持正常的体重，少吃油炸、高糖的食品，多吃膳食纤维丰富的蔬菜、水果和富含维生素C的食物。每天早晚喝2杯脱脂牛奶，以此增加细胞膜的通透性和皮肤的新陈代谢功能。

多吃胶原蛋白丰富的食物，如猪蹄、猪皮、蹄筋，可以增加皮肤的弹性。

多吃富含维生素E的食物，如包菜、葵花子油、菜籽油等，其对皮肤有抗衰老的作用。

多吃富含维生素A的食物，如动物肝脏、鱼肝油、牛奶、奶油、禽蛋及橙红色的蔬菜和水果，可以避免皮肤干燥。

多吃富含维生素B_2的食物，如动物肝肾心、鸡蛋、牛奶等，可以预防皮肤开裂和色素沉着。

21. 妊娠斑怎么办

大部分准妈妈乳头、乳晕、腹部正中等部位的皮肤颜色会加深，也有部分准妈妈在怀孕4个月后脸上会长出黄褐斑或雀斑，还有蝴蝶形的蝴蝶斑。这些在怀孕期间长出的色斑被称为"妊娠斑"，主要分布在鼻梁、双颊、前额等部位。如果怀孕之前就有斑点，那么孕期无疑会加重。妊娠斑是由于激素变化促进色素沉着而造成的，准妈妈不必太过担心。正常情况下，产后3~6个月妊娠斑就会自然消失。

生活调理

注意防晒，尽量避免阳光直射，外出时记得带上帽子和遮阳伞，随时涂防晒霜。

不要用碱性肥皂，以防皮肤干燥。保证充足的睡眠，精神愉快。

饮食调理

准妈妈应多摄取含优质蛋白质、维生素C、B族维生素丰富的食物。

多吃能直接或间接合成谷胱甘肽的食物，如番茄、洋葱等。这些食品不仅可减少色素的合成和沉积，还可使沉着的色素减退或消失。

食用含硒丰富的食物，如蚕蛹、鸡蛋白、动物肝肾、海产品、葡萄干等。硒是谷胱甘肽过氧化物酶的重要成分，不仅能预防、治疗黄褐斑，还有抗癌作用。

多吃富含维生素C的食物，如鲜枣、柑橘、柠檬、绿色蔬菜等。维生素C能抑制皮肤内多巴醌的氧化作用，使深色氧化型色素还原成浅色氧化型色素。

常吃富含维生素B_6的食物，如圆白菜、花菜、海藻、豆类等，可减缓皮肤的衰老。

忌食姜、葱、红干椒等刺激性食物。

22. 先兆流产怎么办

先兆流产是指出现流产的先兆，但尚未发生流产，具体表现为已经确诊宫内怀孕，胚胎依然存活，阴道出现少量出血，并伴有腹部隐痛。通常先兆流产时，阴道出血量并不多，不会超过月经量。先兆流产是一种过渡状态，如果经过保胎治疗后出血停止，症状消失，就可继续妊娠；如果保胎治疗无效，流血增多，就难免发展为流产。

先兆流产的原因比较多，例如孕卵异常、内分泌失调、胎盘功能失常、血型不合、母体全身性疾病、过度精神刺激、生殖器官畸形及炎症、外伤等，均可导致一些先兆流产的症状。

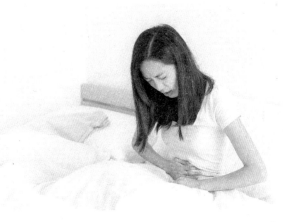

孕早期是流产的高发期，因此准妈妈要了解一些预防流产的措施。

不过，准妈妈要明白，自然流产是不论以何种方法都不能避免的。绝大部分的自然流产是由于胚胎不健全所致，这些萎缩变形的胚胎有60％~70％是因为染色体异常或受精卵本身有问题，受精卵长到某种程度后，即会萎缩，从而发生死胎、流产。所以，妇产科医生会安慰这些不幸的准妈妈们，不要太过内疚，因为这类流产是属于一种自然界的优胜劣汰现象，我们要遵循自然规律，不可强求。

准妈妈若怀孕以后，阴道有少量出血，根据流血量和积聚在阴道内时间的不同，颜色可为鲜红色、粉红色或深褐色。有时伴有轻微下腹痛，以及腰骶部酸胀不适等。准妈妈发现自己有先兆流产的迹象，应尽快到医院检查，以明确病因和胎儿的状况，避免人为因素引起的流产。如果妊娠反应为阳性，结合体温和B超检查认为适合保胎，就应在医生的指导下进行保胎治疗；特别要引起注意的是，如果阴道出血量多于月经量，或其他诊断查明胎儿已死亡或难免流产，就应尽早中止妊娠，防止出血及感染。

如经医生证实，胚胎正常，保胎的准妈妈就要特别注意孕期的生活习惯和情绪变化。注意阴道出血量、颜色和性质，随时观察排出液中是否有组织物，必要时保留卫生护垫（24小时）供医生了解病情，医生可根据出血量及腹痛的情况，随时了解先兆流产的发展。

保胎期间要尽可能地减少刺激，禁止性交，避免不必要的妇科检查。如下腹阵痛加剧，而出血量不多，应区别是否有其他并发症，并及时报告医生；如有组织物排出或出血量增加，应带排出物去医院就诊；遇有阵发性下腹剧痛，伴出血增多，也应及时到医院就诊。

总之，并不是出现绞痛、阴道流血等就一定要保胎，是否能保住胎儿也是不确定的，是否适宜继续妊娠，应听取医生的建议。不管怎样，下列预防流产的措施，准妈妈应当在孕前或是孕中了解：

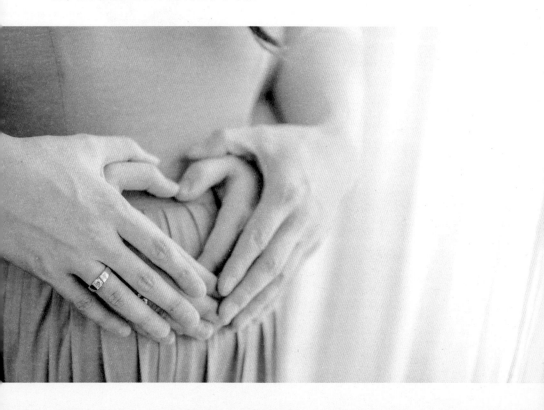

* 计划在适孕年龄生产，不要当高龄准父母。

* 谨记自己的末次月经日期及可能受孕的时间。

* 注意均衡营养，补充维生素与矿物质。

* 养成良好的生活习惯，起居要规律，学会缓和情绪反应和缓解工作压力。

* 改善工作环境，尽可能地避开可能对胎儿发育不好的污染物质。

* 孕前要检查有无相关的感染，必要时先治疗自身的一些疾病，治愈后再考虑妊娠。

* 黄体酮过少或分泌不足的女性，最好在月经中期和怀孕初期补充黄体酮。

* 若患有内科并发疾病，应先治疗，最好等病情得到控制或稳定一段时间后，根据专科医生的医嘱再怀孕。

* 如果证实为子宫颈松弛，最好在怀孕14~15周施行子宫颈缝合术。

* 习惯性流产的女性（自然流产3次以上）应进行详尽的检查，除了妇科检查、B超检查、血液特殊抗体监测、内分泌激素测定外，夫妻双方还要进行血液染色体分析。

出现先兆流产的准妈妈要注意休息，不要参加重体力劳动或进行剧烈运动，严禁性生活，同时要保持情绪的平稳，禁忌过度悲伤、惊吓等。

在饮食上要注意以下几点：

* 宜食清淡、易消化、富有营养的食物，可多吃豆制品、瘦肉、鸡蛋、猪心、猪肝、猪肾、牛奶等食物。

* 从中医的角度看，气虚者宜多吃补气固胎的食物，如鸡汤、小米粥等；血虚者宜补血安胎，宜食糯米粥、木耳、大枣、羊肉、羊脊、羊肾、黑豆等；血热者宜清热养血，宜食丝瓜、芦根、梨、山药、南瓜等。

* 忌食薏米、肉桂、干姜、桃仁、螃蟹、兔肉、山楂、冬葵子等容易导致滑胎的食物。

* 忌辛辣刺激、油腻及偏湿热的食物，如红干椒、羊肉、狗肉、猪头肉、姜、葱、蒜、酒等。

23. 孕早期出血怎么办

　　高龄准妈妈在整个孕期都会密切关注腹中宝宝的动态，最令人担心的事莫过于不明原因的出血。在孕期的不同阶段有不同的出血原因，只要找出出血的原因，并采取相应的对策，大部分准妈妈是可以安然度过这段时间的。

　　妊娠早期出血最常见的异常情况是阴道出血，出血量大，带有血块，并伴随阵阵腹痛。引起妊娠早期出血的原因主要有以下三种。

宫外孕

　　宫外孕也被称为"异位妊娠"，是指受精卵未能正常进入子宫腔内，在子宫其他位置（输卵管、宫角）、腹腔或卵巢着床。而这些部位壁薄、狭窄，当受精卵逐渐长大就会穿破壁管，破坏血管，造成大出血。一般在停经40天左右出现阴道流血，多伴有下腹部的隐痛、胀痛和坠痛等。此时进行尿妊娠检测为阳性，但B超检查在宫腔内却看不到妊娠的胚囊，往往在输卵管的部位可以发现异常的肿物。长到一定程度，因着床周围的组织被破坏而出血。如果异位妊娠发生子宫破裂，可能出现一侧下腹部的撕裂般疼痛，同时伴有头晕、恶心、呕吐，严重的还会危及准妈妈的生命。

先兆流产

根据流产发生的不同阶段，流产分为先兆流产、难免流产、不全流产和完全流产。其中，先兆流产主要表现为孕早期出现阴道出血和腹痛。在先兆流产阶段，阴道出血较少，腹痛轻。

如果没有胚胎发育异常，经过保胎治疗，出血就会停止，可以继续妊娠。如果出血量多于月经，伴有较重的腹痛，则流产不可避免，需要进一步治疗。

葡萄胎

葡萄胎是畸形胎的一种。在胚胎发育的初期，准妈妈的胎盘绒毛滋养细胞异常增生，转变成水泡相连成串，外观看上去有点类似葡萄，所以称为"葡萄胎"。葡萄胎导致的阴道流血的时间晚于流产和宫外孕，多发生在孕3个月左右。出血量开始较少，以后逐渐增多，甚至反复大量出血。葡萄胎患者的子宫增长速度一般大于相应的孕周，如在受孕后发生类似的情况，应及时到医院就诊。

24. 妊娠期 糖尿病怎么办

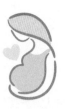

妊娠并发糖尿病是指妊娠期间出现的糖尿病。糖尿病是由于体内负责糖代谢的胰岛素不足所造成的。准妈妈要承担自身和胎儿两方面的糖代谢，对胰岛素的需求量增加了。孕中晚期，胎盘分泌的胎盘生乳素、雌激素、孕激素和胎盘胰岛素酶等具有对抗胰岛素分泌的作用，并且随着怀孕月份的增加，准妈妈对胰岛素的利用反而越来越低，这就导致胰岛素相对不足，产生糖代谢障碍。而高龄准妈妈发生的妊娠期糖尿病的概率比适龄女性更大。

因此，妊娠期糖尿病一般都发生在怀孕中晚期。糖尿病会造成糖代谢障碍及人体广泛的血管病变，使血管壁变厚、变窄，导致人体重要脏器供血不足，从而引发妊娠期高血压、肾脏病、心血管病变及脑卒中等一系列严重后果。不管是在孕前还是孕后患糖尿病，对人体的危害都很大，必须要高度重视。

生活调理

在这告诉大家：患妊娠期糖尿病的准妈妈的运动应以不引起宫缩、保证准妈妈心率正常为原则。

准妈妈应在孕24~28周进行"糖筛"，以便及早发现妊娠期糖尿病，及时开始治疗。大多数发现早的准妈妈通过饮食控制就可以将血糖维持在正常水平。为避免并发妊娠期糖尿病的风险，如果你有以下情形中的1种或1种以上，我们建议你在孕24~28周之间去医院做糖尿病筛查：

* 有糖尿病家族史。
* 孕期尿糖多次呈阳性。
* 年龄大于30岁，体重大于90千克。

* 复杂性外阴阴道假丝酵母菌病。
* 反复自然流产。
* 本次妊娠胎儿偏大或羊水过多。

如果确诊为妊娠期糖尿病，且需要用胰岛素治疗者，无须恐惧，用于治疗妊娠期糖尿病的门冬胰岛素属于大分子蛋白，不能通过胎盘，不会对胎宝宝造成影响。

饮食调理

患妊娠期糖尿病的准妈妈，营养需求与正常准妈妈相同，主要在于控制饮食。

膳食纤维可降低胆固醇量，建议逐渐提升到每天40克的摄取量。粗杂粮，如莜麦面、荞麦面、燕麦片、玉米面等含有多种微量元素、B族维生素和膳食纤维，有延缓血糖升高的作用，可用玉米面、豆面、白面按2：2：1的比例做成三合面馒头、烙饼、面条长期食用，既有利于降糖降脂，又能减少饥饿感。可以适量食用牛奶、鸡蛋等低嘌呤食品。

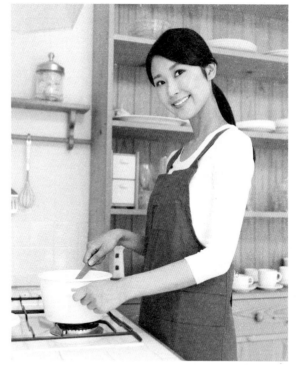

适当少吃豆制品，豆制品吃多了会加重肾脏的负担，诱发糖尿病肾病。

严格控制糖果、饼干、红薯、马铃薯、粉皮等高糖类食品的摄入。对主食也应有一定控制，劳动量轻时摄入量为每日200~250克。

适当减少水果，尤其是高甜度水果的食用。

25. 妊娠期 高血压综合征怎么办

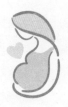

妊娠晚期，如果不注意调理的话，一些原本没有原发性高血压病史的肥胖准妈妈，也可能会患上妊娠期高血压综合征，高龄准妈妈的患病概率相对比较大。

症状及原因

妊娠期高血压综合征是指妊娠20周后准妈妈收缩压高于140毫米汞柱，或舒张压高于90毫米汞柱，或妊娠后期比早期收缩压升高30毫米汞柱，或舒张压升高15毫米汞柱，并伴有水肿、蛋白尿的疾病。妊娠期高血压病的主要病变是全身性小血管痉挛，可导致全身所有脏器包括胎盘灌流减少，出现功能障碍，严重者胎儿生长迟滞或胎死腹中。

生活调理

保持心情舒畅、精神放松，卧床休息时尽量采取左侧卧位。正常情况下，准妈妈在孕晚期都会有足部水肿，但妊娠高血压综合征导致的水肿通常会出现在怀孕第6~8个月，且会发展到眼睑部位。如果发现体重每周增加多于0.5千克，同时伴有水肿的情况，就要尽快去医院检查。

实行产前检查是筛选妊娠高血压综合征的主要途径。妊娠早期应测量1次血压，作为孕期的基础血压，以后再定期检查。尤其是在妊娠36周以后，准妈妈应每周观察血压及体重的变化、有无蛋白尿及头晕等症状，做好自觉防控工作。

🐾 饮食调理

✱ 热量摄入要控制

特别是孕前体重就过重的肥胖准妈妈，应少食用或不食用糖果、点心、饮料、油炸食品及含脂肪高的食品。

✱ 多吃蔬菜和水果

准妈妈每天要保证摄入蔬菜和水果500克以上，这样有助于防止原发性高血压的发生。

✱ 减少食盐的摄入

食盐中的钠有储留水分、加重水肿、收缩血管、提升原发性高血压的作用。发生轻度原发性高血压时，可不必过分限制食盐的摄入，只要不吃过咸的食物就可以了，每天摄入的盐量以不超过10克为宜。发生中度、重度原发性高血压时，要限制食盐的摄入，每天摄入量分别不超过7克和3克。另外，发酵粉、鸡精中也含钠，要注意限量食用，具体的情况最好去专科医院就诊，按照医嘱执行。

✱ 摄入足够的优质蛋白质和必需脂肪酸

妊娠中、后期是胎儿发育的旺盛时期，需要足够的蛋白质。同时，由于蛋白尿的发生，会从尿液中损失一部分蛋白质，所以除了并发严重肾炎者外，一般不必限制蛋白质的摄入量。而必需脂肪酸的缺乏，往往会加重病情，所以宜多吃植物油，增加必需脂肪酸。禽类、鱼类的蛋白质中含有丰富的脂肪酸和牛磺酸，这两种成分可调节血压的高低。大豆中的蛋白质也能降低胆固醇，从而保护心脏和血管。

26. 羊水量异常怎么办

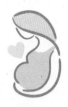

　　胎宝宝生存的空间由3层胎膜包裹着，胎盘最里面的一层被称为羊膜。羊水，是指怀孕时子宫羊膜腔内的液体。在整个怀孕过程中，它是维持胎儿生命不可缺少的重要成分。羊水的成分98%是水，另有少量无机盐类、有机物和脱落的胎儿细胞。在整个怀孕过程中，它是维持胎宝宝生命不可缺少的重要成分。

　　羊水是动态的活水，来源、数量、成分不是一成不变的，而是随着孕期的增加，不断发生着变化。孕早期，羊水主要来源于准妈妈血液流经胎膜时渗入到羊膜腔的液体。孕中期，胎宝宝的尿是形成羊水的重要来源。胎宝宝不但通过排尿产生羊水，还通过消化道吞咽羊水。随着胎宝宝的生长，羊水也不断增多，孕10周时仅为30毫升，孕20周时便增加到了400毫升，胎宝宝临近足月时，羊水可达500~1000毫升。羊水多于2000毫升为羊水过多，少于300毫升为羊水过少。羊水过多过少都有危害。

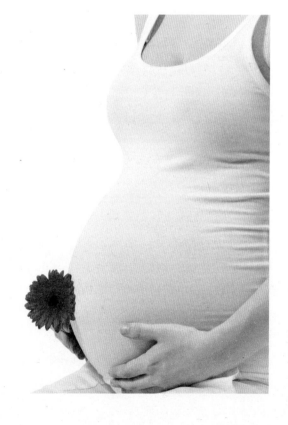

羊水过多的危害

羊水过多时，准妈妈常并发妊娠高血压、水肿、蛋白尿；严重时，可出现抽搐和昏迷，威胁母子生命。

胎宝宝在宫腔内活动度较大，准妈妈容易发生胎位不正。

准妈妈子宫过度膨胀，压力过大，易引起早产。

如果羊水过多，破膜后会有大量羊水涌出，腔内压力骤然降低，容易引起脐带脱垂而危及胎宝宝生命。羊水流出后，准妈妈子宫腔体积突然缩小，还可能会引起胎盘早期剥离，或者因腹压骤降而引发准妈妈休克。

羊水过多，准妈妈在第三产程中可能会因子宫收缩乏力而致产后大流血。

羊水过多的准妈妈早产率较一般准妈妈高1倍。

羊水过多，再加上血型不合、糖尿病和脐带脱垂等并发症，可使围产期准妈妈的死亡率大幅度增高。

羊水过少的危害

胎宝宝畸形发生率高，两者互为因果，可导致胎宝宝的泌尿生殖器官发育畸形。

常并发胎盘功能不全，胎宝宝宫内发育迟缓。

易引发胎宝宝宫内压迫，或者引发新生儿胎粪吸入综合征。

使产程延长，胎宝宝头部下降缓慢。

围产期母子死亡率高，是正常者的10倍。

27. 胎膜早破 怎么办

正常的破水时间应该在怀孕足月、准妈妈临产后。在没有临产前就发生破水的情况叫胎膜早破，习惯称早破水。

导致胎膜早破的原因

感染

由细菌、病毒、支原体、衣原体、淋苗等病原体造成的感染，可使胎膜肿胀、变脆、易破裂，炎症易刺激产道分泌前列腺素类物质。前列腺素类物质是子宫收缩剂，胎膜变脆和子宫收缩可导致胎膜早破的发生。

子宫内压力的异常

双胎、羊水过多、胎位不正、剧烈咳嗽、提重物、便秘、骑自行车等都是胎膜早破的高发因素。

缺乏某种营养物质

如果准妈妈缺铜、维生素C、锌等营养物质，就易发生胎膜早破。

胎膜早破的危害

胎膜早破对准妈妈的危害

早破水易造成感染。胎膜破裂后，阴道内的细菌进入子宫腔，细菌繁殖会造成感染，严重感染可导致准妈妈发生感染性休克和生命危险。破水时间越长，发生感染的机会就越多。早破水常意味着有可能存在骨盆狭窄、胎位不正的问题。胎膜早破后羊水流失，无法起到缓解子宫收缩时对胎儿的压力、保持子宫收缩协调的作用，容易导致子宫收缩乏力和不协调宫缩，使难产的机会增加。

• 胎膜早破对胎儿的危害

发生早破水后，50％的准妈妈就会临产。如果早破水发生在怀孕37周前，就会造成早产。感染和破水后，子宫的不协调收缩对胎儿产生的压迫易造成胎儿窘迫。宫内感染势必会造成胎儿宫内感染和新生儿感染。破水后没有胎膜的保护，脐带容易滑出，导致脐带脱垂。脐带脱垂、脐带受压就会导致胎儿窘迫和胎死宫内。胎膜早破还会造成胎儿脑出血及呼吸系统疾病等，从而使胎儿的发病率和死亡率增加。

胎膜早破的预防措施

孕期要进行生殖道检查和化验，患有淋病、衣原体感染、支原体感染或各种阴道炎的准妈妈，要采取有效的治疗措施，在分娩前把病治好。

加强产前检查，及时纠正羊水过多、胎位不正、便秘、剧烈咳嗽等异常症状，孕期避免提重物，减少性生活的次数，避免腹部创伤和受压。

准妈妈应多吃新鲜的蔬菜和水果，适量补充多种维生素和矿物质。

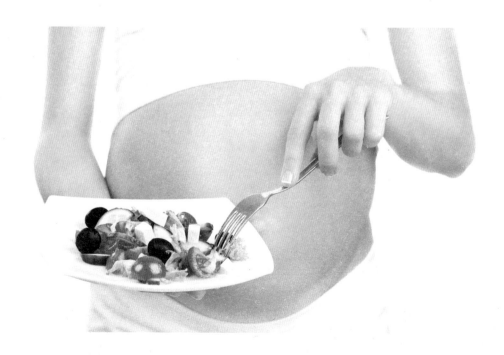

胎膜早破的治疗原则

胎膜早破总的处理原则就是预防感染和胎儿早产，为母婴争取较好的妊娠结果。

* 如果早破水发生在孕28周前，胎儿太小，破水时间一长，容易导致胎儿肺发育不全等，一般需引产，不提倡保胎治疗。

* 若早破水发生在孕28~32周，可采取期待疗法，努力延长怀孕时间，争取使胎儿存活。

* 孕34周以前的胎儿肺发育不成熟，出生后易发生呼吸窘迫综合征，呼吸窘迫综合征是一种致命的疾病。因此，对不足34周的胎儿引产前，要给予促胎儿肺成熟的治疗。

* 如果早破水发生在孕36周后，此时胎儿已成熟，破水12~24小时还不临产，就要采取引产措施，尽早结束妊娠，以免造成母婴宫内感染。

* B超观察羊水量，观察准妈妈有无感染的体征，如羊水有臭味、发热、脉搏加快、胎心加快等。加强对感染指标的监测，如做阴道培养，看有无致病菌，检查血常规，看白细胞是否增高，观察胎心是否异常等。

* 如果羊水太少，单个羊水池的深度小于2厘米，而且出现感染，就要及时引产，以免发生严重后果。

* 破水超过24小时，羊水中细菌的检出率可达54%，因此，如果破水超过12小时，可应用抗生素预防感染。

* 应用保胎药物预防早产。

* 卧床休息，保持外阴清洁，使用消毒卫生垫，大小便后冲洗外阴部，以预防感染。

28. 早产怎么办

胎儿在孕28~37周之间就分娩出来的，视为早产。和流产不同的是，早产的婴儿有存活和成长的可能，尤其是32周以上的婴儿。

症状及原因

早产儿各项器官的功能还比较差，出生体重轻（出生时体重在2500克以下），死亡率较高，养育护理与足月儿相比要困难许多。

* 准妈妈方面：并发子宫畸形（如双角子宫、纵膈子宫）、子宫颈松弛、子宫肌瘤；并发急性或慢性疾病，如病毒性肝炎、急性肾炎、急性阑尾炎、病毒性肺炎、高热、风疹等急性疾病，同时也包括心脏病、糖尿病、严重贫血、甲状腺功能亢进、原发性高血压病等慢性疾病；并发妊娠期高血压综合征；吸烟、吸毒、酒精中毒、重度营养不良；其他如长途旅行、气候变换、居住高原地带、情绪剧烈波动等，腹部直接受到撞击或创伤、性交或手术操作刺激等。

* 胎儿胎盘方面：前置胎盘和胎盘早期剥离，羊水过多或过少，胎儿畸形、胎死宫内、胎位异常，胎膜早破，绒毛膜羊膜炎。

生活调理

孕晚期要减少活动，注意休息，避免疲劳。放松心情，让情绪平稳，避免紧张及受到惊吓或刺激。如果由于活动不足引起血液循环不良，不妨请家人为你做适度的肌肉按摩。

饮食调理

切忌过多食用空心菜、山楂、苋菜等滑胎的食物。
控制饮水量和盐分的摄入，预防出现水肿，防治妊娠期高血压综合征。
适当吃一些预防便秘的食物，如蔬菜、水果等。

29.胎儿缺氧窒息怎么办

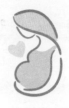

胎儿缺氧窒息又称"胎儿窘迫"，是指胎儿在宫内有缺氧的症状，会危及胎儿健康和生命。当胎儿血液中的含氧量低到一定程度时，胎儿的心跳就会变慢，因此，可通过胎心监护仪来观察胎儿心跳的变化，从而判断胎儿是否有缺氧或不舒服的现象。正常的胎儿心跳应在每分钟120~160次，并呈现上下波动的曲线。如果胎儿心跳每分钟超过160次或低于120次，都提示胎儿存在宫内缺氧的情况。

胎儿窘迫主要发生在临产过程中，但也可能发生在妊娠后期。发生在临产过程中时，可能是妊娠后期胎儿窘迫的延续和加重。引起胎儿缺氧的原因主要有脐带受到压迫、子宫收缩太强、胎盘功能不好、脐带绕颈、破水太久而没有羊水等。

要有效减少胎儿窘迫情况的发生，产前定期检查非常重要，这样可及时发现孕妈妈或胎儿的异常情况，如妊娠期高血压综合征、慢性肾炎、过期妊娠、胎盘老化、贫血、胎儿发育迟缓、前置胎盘、并发心脏病等，从而诊断疾病对胎儿的危害程度，制定相应的方案来预防或治疗。

一般来说，孕期孕妈妈加强自我保健，注意营养的全面均衡摄取，劳逸结合，戒掉不良的生活习惯，可有效减少胎儿窘迫发生的可能性。若孕妈妈发觉身体不适，胎动减少时，就应及时就医治疗。对治疗无效的胎儿宫内窘迫，如已近足月，虽未临产，但胎儿已发育成熟，就应及早分娩，切莫拖延。

30.脐带绕颈
怎么办

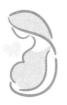

通过普通B超检查，发现胎儿颈部上有脐带的压迹时，提示可能存在脐带绕颈。但如果进一步做彩色超声波检查，则不但能够明确诊断，还可以看清楚缠绕的圈数。

正常情况下，脐带漂浮于羊水中。如果脐带的长度过长、羊水过多或胎动过频时，容易使脐带缠绕在胎儿的脖子上，形成脐带绕颈，其发生率高达20%。大多数的脐带绕颈为1~2圈，但有时也多达4~5圈。多数情况下，脐带绕颈的圈数不多，缠绕也不紧，因而对血液的流通并无妨碍。但如果缠绕过紧，脐带就会受到压迫，致使胎儿缺氧。这种情况在胎儿下降过程中更为明显，有时脐带牵拉过紧，也会阻碍胎头的下降，而致胎头高浮。

胎儿出现脐带绕颈后，准妈妈不必过于担心，可以通过数胎动来自行判断胎儿的情况，于早中晚各测1小时，3小时胎动次数的总和乘以4得出12小时胎动总数。若总数大于12次表示正常，若12小时胎动少于10次，或每小时少于3次，需速去医院找医生处理。

31. 子宫破裂怎么办

子宫破裂是指子宫体部或子宫下段在妊娠期或分娩期发生破裂，多发生在分娩期，与阻塞性分娩、不适当难产手术、滥用宫缩剂、妊娠子宫外伤等因素有关，个别发生在妊娠晚期，为产科最严重的并发症之一，威胁母婴生命，使其主要死于出血、感染、休克等。

子宫破裂绝大多数是可以避免的，因此，预防工作非常重要。

* 转变分娩观念，提倡自然分娩，降低剖宫产率。

* 加强产前检查，纠正胎位不正，估计分娩可能有困难者，或有难产史或剖宫产史者，应提前住院分娩，密切观察产程进展，根据产科指征及前次手术经过决定分娩方式，严格掌握应用缩宫素的指征、用法、用量，同时应有专人守护。

* 对有子宫瘢痕、子宫畸形的产妇试产，要严密观察产程并放宽剖宫产指征。

* 严密观察产程，对于先露高浮，有胎位异常的孕妇试产更应仔细观察。